JN088037

サイバーナイフで治療する

甲状腺がんの転移性腫瘍

ピンポイント照射で腫瘍の制御・縮小を目指す

渡邉一夫・杉野公則　監修

宮﨑紳一郎・福島孝徳　著

近代セールス社

著者まえがき

　甲状腺がんの大部分は大変におとなしいがんで、命にかかわることは少ないといわれています。今回はその甲状腺がんの治療後にみられるがん転移に対して、サイバーナイフで治療を実施した例が少なからず存在し、比較的短期間で、安全に少ない侵襲で治療が可能であることについて、治療例を振り返り宮崎紳一郎先生と一緒にサイバーナイフがん治療の教科書、第8弾『サイバーナイフで治療する　甲状腺がんの転移性腫瘍』をまとめました。宮崎先生は私、福島孝徳と1981年以来、40年に及ぶ師弟関係および公私にわたる親交があります。宮崎先生は、つとに頭脳明晰で基礎医学および臨床と幅広い学識を有し、人格温厚で、しかも福島譲りの朝から晩まで猛勉と仕事の鬼。土曜日や日曜日も働いています。サイバーナイフが実用化されて以来、今までに16年間で日本トップの実績を挙げています。脳神経外科のマイクロサージェリーをストップしてサイバーナイフの治療に没頭し、1万7,000人を超える治療数という素晴らしい金字塔を築き上げました。

　これまでにがんのサイバーナイフ治療の多数例を検討し、7冊の著書を上梓していますが、今回は、これまでほとんど文献のない"甲状腺がんの転移性腫瘍"を詳述する8冊目のサイバーナイフ治療書の出版となりました。ともに1年365日働くSenior Colleagueとして、宮崎紳一郎先生の勤勉と猛烈な努力を誇りに思っています。今回もまた、皆さまにぜひ熟読いただきたい名著であると思います。

　すべては患者さんのために！

2021年11月

米国デューク大学脳神経外科教授

全国脳難病福島孝徳センター所長

福島孝徳

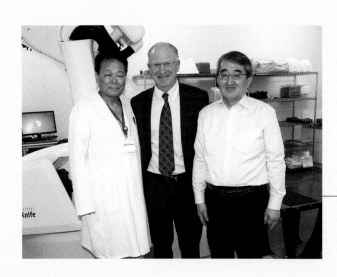

左より、著者・米国デューク大学福島孝徳教授、サイバーナイフの開発者スタンフォード大学ジョン・アドラー教授、著者・宮崎紳一郎

監修者まえがき

　新百合ケ丘総合病院が開院して本年で9年が経過し、10年目に入りました。ここには著者の一人、米国デューク大学の福島孝徳教授の肝いりで導入された高精度放射線治療装置サイバーナイフの治療を実施するサイバーナイフセンターがあり、開院以来、連日朝から夕刻まで、終日多くの患者さんの治療が休みなく遂行されています。この9年間に12,000例を超える患者さんの治療が実施されたと報告されています。

　これら多くの治療の遂行のためには、患者さんとそのご家族の思い、そして、患者さんをご紹介いただいた多くの病院でがんの治療に携わる担当医の皆さまのご理解とご支援があり、さらにこのご期待とご支援にお応えしようと、丹念に着実に治療を実行するスタッフの治療経験の蓄積のなせる業であろうと拝察しているところです。

　今回は、甲状腺がんの転移性腫瘍についての経験が、これまでと同様にPETCTなど多くの画像を示しながら、わかりやすく一例一例丁寧に解説されています。

　私は、これほど多くの部位の甲状腺がんの転移病変の治療を丁寧に遂行してきたことに、驚きと感動を覚えているというのが正直な感想です。サイバーナイフの発明者アドラー教授には、来日された折に私も面談の機会があり、引き続きご指導をお願いした次第です。

　今後もさらに、著者の福島孝徳教授、宮﨑紳一郎先生とサイバーナイフセンターのたゆまぬ努力と地道な治療への取り組みに対して、変わらぬご支援をお願いしたいと思います。併せて今後とも引き続き、当法人へのご指導、ご鞭撻のほど、重ねてよろしくお願い申し上げます。

2021年11月

南東北グループ　一般財団法人　脳神経疾患研究所付属　総合南東北病院

理事長　総長　渡邉一夫

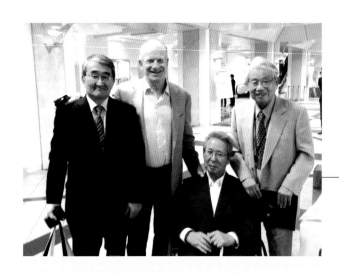

左より、著者・宮﨑紳一郎、サイバーナイフの開発者スタンフォード大学ジョン・アドラー教授、監修者・当法人渡邉一夫理事長、鹿児島市厚地脳神経外科病院厚地正幸会長

監修者まえがき

　このたび、転移性甲状腺がんに対するサイバーナイフ治療の概要、治療成績が解説されている本書『サイバーナイフで治療する 甲状腺がんの転移性腫瘍』が上梓されました。本書は著者の宮﨑紳一郎先生の長年にわたる多くの経験例を踏まえて、わかりやすく解説されております。この領域でサイバーナイフ治療に特化した書籍は初めてかと思われます。

　現在、甲状腺がんの治療は大きな変換点を迎えております。多くの甲状腺がんは手術のみで治癒してしまいます。再発例に対しては、手術で摘出可能な場合には手術を、摘出不可能ならば放射性ヨウ素治療が一般的に行われておりました。

　基本的に多くの甲状腺がんの発育は緩徐で、極めて生命予後が良好な悪性腫瘍であります。しかし、なかには再発・転移を繰り返し、手術不能で放射性ヨウ素治療に抵抗性の病変も存在します。このような病変については新しい薬剤がすでに保険収載されており、実際に治療がなされております。さらに、最近の遺伝子治療も甲状腺がんにも門戸が開かれつつあります。

　一方で、これらの薬物療法は一定の治療効果が期待できるものの、多くの有害事象（副作用）も伴い、治療も長期にわたり、高額な治療費を要します。

　かつて、甲状腺がんは放射線感受性が低い腫瘍といわれており、その効果は疑問視されておりました。しかし、近年の放射線治療機器の発達にはめざましいものがあり、本書のテーマであるサイバーナイフ治療が再発手術不能甲状腺がんに対する良好な成績が得られることがわかってまいりました。薬物療法導入前に本治療を導入することは、患者さまの予後の延長やQOLの改善につながっていくものと思われます。

　しかし、全ての症例が適応とはなりません。適切なタイミングで本治療を考慮することが大切であり、本書がその指南としての役割を果たしていくものと思います。

2021年11月

伊藤病院副院長

杉野公則

サイバーナイフで治療する
甲状腺がんの転移性腫瘍
~ピンポイント照射で腫瘍の制御・縮小を目指す~

CONTENTS

CONTENTS

甲状腺と甲状腺がんの基礎知識

① 甲状腺の仕組みと役割

甲状腺の構造と機能

(1)甲状腺の位置と大きさ

　甲状腺は、頸の前側のまん中、いわゆる「のどぼとけ（喉頭隆起）」の下にある、重さ10〜20g程度の薄く柔らかい小さな臓器です。

　蝶が羽根を広げたような形をしており、気管を取り囲むように位置しています。それぞれの羽根は腺葉と呼ばれ、右側の右葉、左側の左葉、中央の峡部からなります。

　峡部が上方に伸びている場合、その部分は錐体葉と呼ばれます（人によってない場合もある）。甲状腺の裏側には、声を出すために大切な「反回神経」があります。

(2)甲状腺の機能

　甲状腺は、人体最大の内分泌腺（ホルモンを分泌する臓器）で、全身の細胞の機能・代謝を調節する甲状腺ホルモンを分泌します。食物（おもに海藻）に含まれるヨウ素（ヨード）を材料にして、甲状腺ホルモン（トリヨードサイロニン［T３］や、サイロキシン［T４］）を作り、それを貯え、必要に応じて血液の中へ分泌します。また、血液中のカルシウム濃度の調節に関わるカルシトニンというホルモンも分泌しています。

　甲状腺ホルモンは、適切な量が血液中に分泌され、全身に運ばれます。その際、余剰分は甲状腺内に貯蔵され、不足すると、必要量が分泌されるよう調節されます。

甲状腺ホルモンの役割と調節機能

(1)甲状腺ホルモンの働き

　甲状腺ホルモンは、血液の流れに乗って全身の細胞に働きかけ、新陳代謝を活発にする働きがあります。また、脳や骨の成長、脂質や糖の代謝を促し、子どもの成長や発育を促進します。

　甲状腺ホルモンは、生命維持のために必要で、その量は常に適正に保たれています。分泌量が多すぎると、全身の代謝が活発になり、動悸、息切れ、汗の増加、体重減少、手の震えなどの症状が出ます。逆に不足すると、むくみ、寒がり、便秘、皮膚のかさつき、集中力の低下などの症状が現れます。

　なお、甲状腺がんの手術で甲状腺を切除すると、甲状腺ホルモンが不足するときと同様の症状が現れます。

(2)甲状腺刺激ホルモンの役割

　体内では、血液中の甲状腺ホルモンの分泌量がほぼ一定となるような仕組みが働いています。これをコントロールしているのが、脳の視床下部から放出される甲状腺刺激ホルモン放出ホルモン（TRH）と、脳下垂体から分泌される甲状腺刺激ホルモン（TSH）です。

　TRHが脳下垂体を刺激し、甲状腺刺激ホルモン（TSH）が放出されるとTSHが甲状腺を刺激し、甲状腺ホルモン（T３、T４）の分泌を促します。

　血液中の甲状腺ホルモンが過剰になると、その情報が視床下部や脳下垂体に伝わり、TRHやTSHの放出が抑えられ、甲状腺ホルモンの量が抑えられます。逆に血液中の甲状腺ホルモンが不足すると、TSHの分泌量が増えて甲状腺ホルモンの分泌を促します。

　この仕組みをフィードバック機構といい、これによって血液中の甲状腺ホルモンの量が、常に一定の範囲を維持できるように調節されています。

■ **甲状腺の構造**

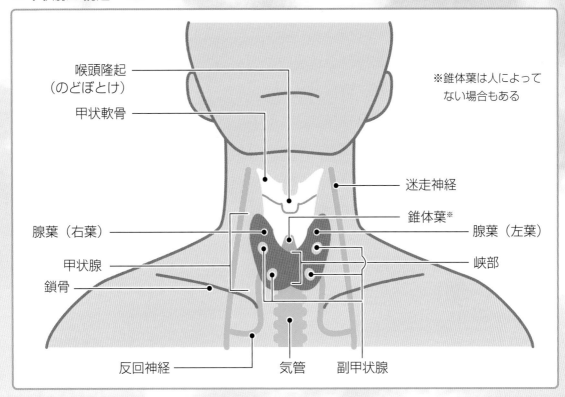

■ **甲状腺ホルモンの働きと調節機能**（甲状腺ホルモンが過剰な場合／ネガティブフィードバック機構）

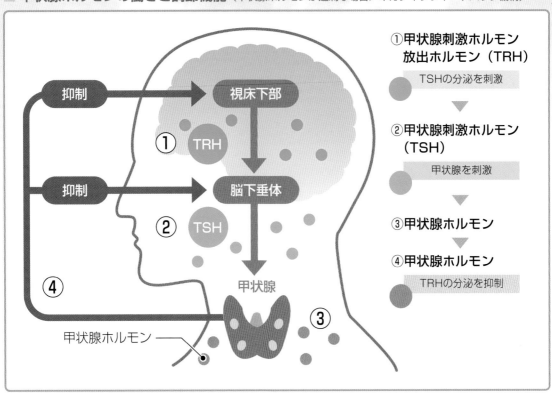

甲状腺がんの種類と特徴

甲状腺がんの症状と分類

⑴甲状腺がんの症状

　甲状腺の一部にしこり（結節）ができるもの（結節性甲状腺腫）のうち、悪性の腫瘍を甲状腺がんといいます。しこりが大きくなってくると、違和感、痛み、飲み込みにくさ、声のかすれ（嗄声）、誤嚥、圧迫感、血痰などの症状が現れることがあります。通常は、しこり以外の症状はほとんどありません。

⑵甲状腺がんの分類

　甲状腺の組織は濾胞とよばれる小さな袋が結合して構成されています。甲状腺がんは、濾胞細胞または傍濾胞細胞（Ｃ細胞）から発生し、組織の特徴によって、乳頭がん、濾胞がん、髄様がん、未分化がん、低分化がん、悪性リンパ腫に分けられます。

　乳頭がんと濾胞がんを合わせて分化がんといい、甲状腺がんのほとんどを占めます。分化がんは、がん化した細胞が成熟しているため、がん細胞の増える速度が遅く、悪性度は低いとされています。

　一方、髄様がん、未分化がん、悪性リンパ腫などは、悪性度が高いがんとされ、なかでも未分化がんは、がん細胞が未成熟なため、増える速度が速く治療後の経過が不良です。

　なお、甲状腺がんは2018年の国立がん研究センターの統計で年間18,636例あり、うち男性が4,790例、女性が13,846例と女性の方が男性の３倍近く多くなっています。

甲状腺がんの種類別特徴

●乳頭がん（甲状腺がんの約90％）

　乳頭がんは、甲状腺がんのなかで最も多い

タイプのがんです。リンパ節転移を起こすこともありますが、極めてゆっくり進行し、生命に関わることはまれです。ごく一部に再発や、未分化がんに変わることがあります。

●濾胞がん（甲状腺がんの約５％）

　濾胞がんは、乳頭がんに比べて局所浸潤やリンパ節への転移は少ないのですが、肺や骨など遠くの臓器に転移（血行性転移）しやすい傾向があります。遠隔転移を生じない症例の予後は良好です。

●髄様がん（甲状腺がんの１～２％）

　髄様がんは、傍濾胞細胞ががん化したもので、発生の違いによって遺伝性、もしくは散発性があります。分化がんよりも症状の進行が速く、リンパ節や肺、肝臓に転移しやすい性質があります。

●未分化がん（甲状腺がんの１～２％）

　未分化がんは、発生頻度は低いのですが、進行が速く、悪性度が高いがんです。甲状腺周囲の臓器への浸潤や、肺や骨などへの転移を起こしやすい性質があります。もともと甲状腺内にあった分化がんが、長い経過のなかで未分化転化して発生するものと考えられています。

●低分化がん（甲状腺がんの１％未満）

　低分化がんは、分化がんと未分化がんの中間的な特徴があります。分化がんに比べて他の臓器に転移しやすい性質があります。分化がんと共存するケースや、低分化がんが未分化がんに進行するケースもあります。

●悪性リンパ腫（甲状腺がんの１～５％）

　悪性リンパ腫は、未分化がんと同様、進行が早く、慢性甲状腺炎（橋本病）を背景としている場合が多いとされています。

▥ 甲状腺の組織

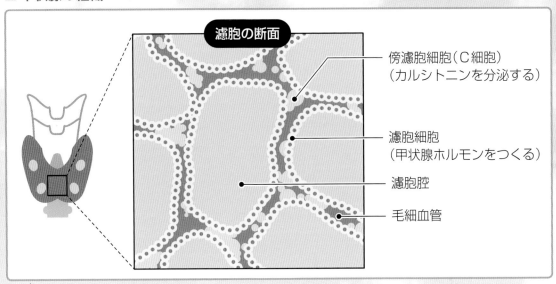

濾胞の断面

傍濾胞細胞（C細胞）
（カルシトニンを分泌する）

濾胞細胞
（甲状腺ホルモンをつくる）

濾胞腔

毛細血管

▥ 甲状腺がんの分類

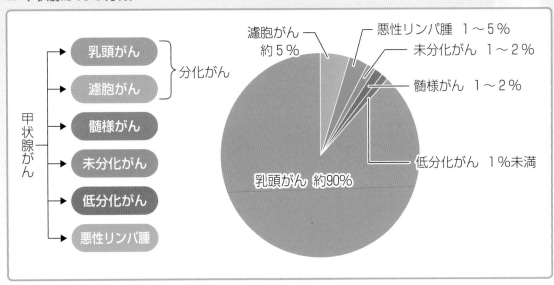

乳頭がん

濾胞がん

}分化がん

髄様がん

未分化がん

低分化がん

悪性リンパ腫

甲状腺がん

濾胞がん　約5％

悪性リンパ腫　1〜5％

未分化がん　1〜2％

髄様がん　1〜2％

低分化がん　1％未満

乳頭がん　約90％

▥ 甲状腺がん罹患率の年次推移（男女別）

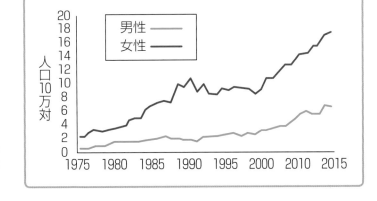

男性
女性

人口10万対

資料：国立がん研究センターがん対策情報センター（がん登録・統計）

甲状腺がんの治療に必要な検査

甲状腺がんの検査・診断の流れ

　甲状腺がんは自覚症状がないことが多く、甲状腺にしこり（結節）が発見されたときは、まずは良性か悪性かを判断します。

　触診のほか、超音波（エコー）検査や穿刺吸引細胞診などにより、良・悪性の判断と、悪性であることが判明した場合は、組織を検査してがんの種類を判別します。がんと診断された場合は、がんと周囲の臓器の状態や転移の有無などの詳細を調べるために、必要に応じてシンチグラフィ検査やCT検査、MRI検査などを行います。

　甲状腺がんには、それぞれ特徴的な性質を持った種類があり、種類ごとに治療の方法、予後が大きく異なります。どのタイプのがんであるかを診断することが重要です。

主な甲状腺がんの検査

●超音波（エコー）検査

　超音波（エコー）とは、人の耳には聞こえないほどの高い音程（周波数）の音波です。この超音波を用いて反射波を画像化し、甲状腺内の腫瘍の広がりや性状、周辺のリンパ節への転移の有無を観察します。体に害のない検査なので比較的頻繁に用いられる、非常に有用な検査です。

●病理検査（穿刺吸引細胞診）

　しこりがどのような細胞からできているかを詳しく調べるために行います。多くの場合、超音波の画像を見ながら甲状腺に細い注射針を刺して、しこりから直接細胞を吸い取ります。その後、顕微鏡で細胞を観察し、病理学的な判定を行います。しこりが良性か悪性か

を判定する標準的な方法です。これにより、触診では触れることのできない小さな腫瘍を発見できるようになってきています。なお、濾胞性腫瘍の場合は、良性と悪性の鑑別が難しいことがあります。

●血液検査

　がんの状態や病状の把握のため、血液検査を行います。甲状腺ホルモンや甲状腺刺激ホルモン、サイログロブリン（甲状腺ホルモンの合成に関わるたんぱく質）の血中濃度を測定します。サイログロブリン値が高くても、必ずしも甲状腺がんであるとは言えません。しかし、甲状腺全摘後にいったん低下していたサイログロブリン値が再び上昇してきたケースでは、再発の可能性があります。他の検査結果も併せて総合的に判断する必要があります。

●シンチグラフィ検査

　放射性物質を服用または注射して行う検査です。甲状腺疾患では甲状腺シンチグラフィと腫瘍シンチグラフィが用いられ、甲状腺機能（バセドウ病の確認）やしこり、がんの再発の有無を調べるために行います。ヨードを取り込む性質のある乳頭がんや濾胞がんには放射性ヨードシンチグラフィを用いることが多いです。

●CT、MRI検査

　CTはX線を、MRIは磁気を用いて周辺の臓器へのがんの広がりや転移の有無を調べます。体内の詳細な画像を、いろいろな角度から連続的に撮影することで、より詳しい情報を得ることができます。甲状腺がんにおいては、腫瘍の広がりやリンパ節などへの転移の有無を観察します。

■ 甲状腺がんの検査と診断の流れ

甲状腺にしこり（結節）を発見したら

▼

良性・悪性の診断と甲状腺がんの種類の判別	• 触診 • 超音波（エコー）検査 • 穿刺吸引細胞診 • 血液検査　など

がんと診断された場合は

▼

がんの詳細を確認	• シンチグラフィ検査 • CT検査 • MRI検査　など

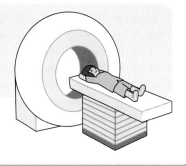

■ 穿刺吸引細胞診

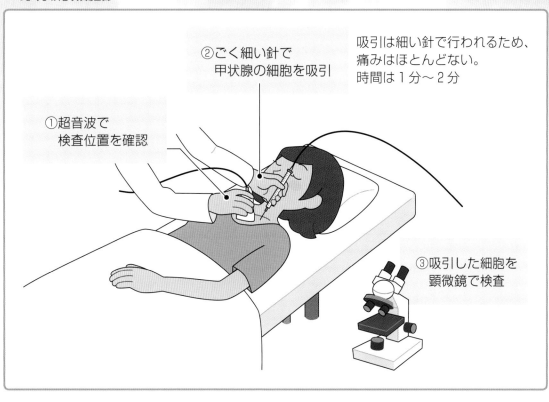

②ごく細い針で
甲状腺の細胞を吸引

吸引は細い針で行われるため、
痛みはほとんどない。
時間は1分〜2分

①超音波で
検査位置を確認

③吸引した細胞を
顕微鏡で検査

甲状腺がんの標準的な治療法

甲状腺がんの治療の選択

甲状腺がんの治療には、手術（外科治療）、放射線治療、薬物療法があり、がんの種類や広がり、患者さんの全身状態等に応じて治療法が選択されます。

甲状腺がんの主な治療法

⑴手術（外科治療）

手術は、がんのある場所や大きさ、転移の有無などによって、全摘術、亜全摘術、葉切除術、葉峡部切除術などがあります。

甲状腺がんの手術では、切除範囲が大きいほど、甲状腺機能の低下、副甲状腺機能の低下、反回神経の麻痺（声のかすれ）などの合併症のリスクが高くなります。甲状腺機能の温存と合併症の軽減のため、状態によっては全摘術ではなく、葉切除術が検討されます。

⑵放射線治療

放射線治療は、放射線を用いてがん細胞の増加を抑え、がんを小さくする効果があります。放射線を体の中から照射する方法（内照射）と、体の外から照射する方法（外照射）があります。

●アイソトープ治療（放射性ヨウ素内用療法）

乳頭がん、濾胞がん、低分化がんでは、甲状腺全摘後にアイソトープ治療を行うことがあります。

甲状腺全摘後でも、わずかに甲状腺がんの組織が残っており、再発や転移の可能性があります。そのため、全摘術後に残った甲状腺の組織や目に見えない微小な腫瘍の組織を、放射性ヨウ素を飲んで、甲状腺内部から放射線を照射して治療します。

がんから離れた細胞への影響はほとんどなく、がんに対して強い放射線を、集中的、選択的、持続的に照射することができます。

放射性ヨウ素のカプセルを飲むと、一定期間は体液に放射性ヨウ素が排出されるため、数日間、アイソトープ病室に入院します。

●外照射による治療

未分化がんや悪性リンパ腫の治療では、外照射を行います。乳頭がんや濾胞がんでは、手術で腫瘍を取り切れない場合や、骨の転移による痛みなどの症状を緩和する目的で、外照射を行うことがあります。

⑶薬物療法

●甲状腺ホルモン療法（TSH抑制療法）

甲状腺がんの一部を切除する手術後は、甲状腺ホルモン不足を補うために、甲状腺刺激ホルモン（TSH）が多く分泌されますが、TSHは甲状腺のがん細胞にも働きかけてしまう可能性があります。そこで、甲状腺ホルモン剤を投与してTSHの分泌を抑え、乳頭がんや濾胞がんの再発を予防します。

●分子標的薬治療

乳頭がん、濾胞がん、低分化がんの転移・再発がんでは、手術が難しく、アイソトープ治療に効果が期待できない場合に、分子標的薬を用いることがあります。髄様がんでは、手術が困難な転移・再発がんの場合に、分子標的薬を用いることがあります。

●抗がん剤治療

悪性リンパ腫や未分化がんでは、複数の細胞障害性抗がん剤を組み合わせた治療を行うことがあります。乳頭がんや濾胞がんの治療に、アイソトープ治療が無効な場合に検討されることがあります。

■ 甲状腺がんの主な標準治療

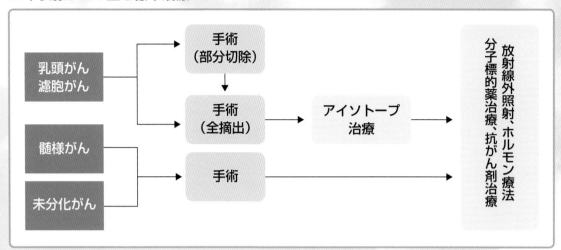

■ 甲状腺がんの主な手術（外科治療）

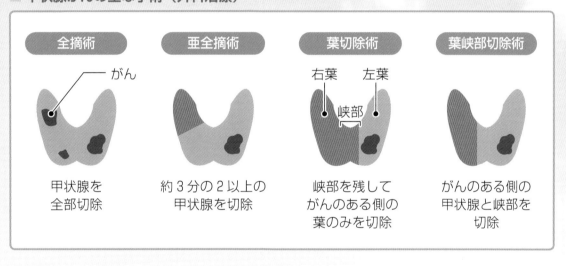

■ アイソトープ治療（放射性ヨウ素内用療法）

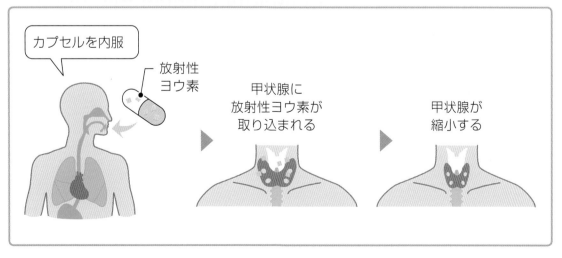

⑤ 甲状腺がんの
転移性腫瘍に対する **サイバーナイフ治療の原理**

サイバーナイフによる治療

　がんに対する治療方法の一つに「定位放射線治療」があります。がんの存在する部位を正確に特定し、そこに放射線を集中的、必要十分に照射し、がん病巣を縮小消退させる治療法です。

　がん周辺の正常な組織にはできるだけ損傷を与えないよう、多方向からピンポイントでがん病巣に放射線を照射することから、"ピンポイント照射"とも呼ばれています。

　この定位放射線治療を実行する専用装置「サイバーナイフ」は、1994年、米国スタンフォード大学脳神経外科教授ジョン・アドラーにより開発され、同大学病院に最初に導入され、治療が開始されました。

　日本では、2020年4月以降、健康保険適応により、①頭蓋内の脳腫瘍、②頭蓋内の脳動静脈奇形、③頭頸部の腫瘍、④原発性の肺がん、⑤原発性の肝がん、⑥転移性の肺がん、⑦転移性の肝がん、⑧膵がん、⑨腎臓がん、⑩前立腺がん、⑪脊髄の動静脈奇形、⑫オリゴ転移（5個以内の転移性病変）、⑬転移性の脊椎腫瘍、と各種の多彩な病変の治療に用いることが可能になりました。

　今回は、米国、ヨーロッパ、日本、中国、韓国、アジア、中東と、世界中で全身のがん治療に用いられているサイバーナイフ治療のうち、「甲状腺がんの全身へのがん転移」の実施例について記載してみることにします。

サイバーナイフの4つの特徴

　サイバーナイフは、ジョン・アドラー教授の創意と工夫の詰め込まれた、大変ユニークな特徴を持つ治療機です。そこで、主な特徴を4点紹介します。

①ノンコプラナー照射

　自動車の精密な組立作業に用いられるロボットを採用し、その先端に小型リニアックを装着することで、空間的自由度の高い3次元的なさまざまな部位からの照射が可能です。それまでとはまったく異なる、新しい照射法です。

②動体追尾照射、画像誘導放射線治療

　頭蓋骨の固定を行わず、代わりに頭蓋骨や脊椎を治療前と治療中に繰り返し撮影して、頭蓋骨や脊椎と標的との位置関係を確認し（skull trackingやspine tracking）、標的を正確に照射するTarget Locating System (TLS) を考案しました。

③少数回分割治療

　頭蓋骨を固定しないため、1回の照射だけでなく、数日に分けて繰り返し同じ治療を正確に分割して治療することが可能になり、放射線治療における分割照射の利点が十分に活かせるようになりました。

④non-isocenterの照射

　中心を設けずに（non-isocenter）、自由な位置から標的である腫瘍の形状に応じて、鉛筆の芯（narrow pencil beam）に例えられる細い放射線照射を刺繍のように繰り返すことで、不規則な形の標的でも正確に治療できるようになりました。

　この細い放射線を出すために、小型リニアックの先端に装着する蛇口に相当する12種類のコリメータがあり、腫瘍体積と周辺組織との関係で選択し、治療計画が作成されて照射が実施されます。

■ Robotic System

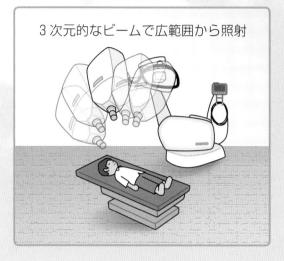

３次元的なビームで広範囲から照射

■ Intra-fraction Imaging

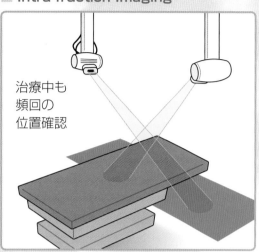

治療中も
頻回の
位置確認

■ True Dynamic Tracking and Correction：腫瘍の動きに合わせて照射ビームを自動補正

頭蓋骨と腫瘍、脊椎と腫瘍の関係は一定に保たれているので、治療前と治療中のCT画像を比較して、頭蓋骨や脊椎がどちら方向にどのくらいずれているのかを算出して、ロボットの照射位置を修正する

●頭蓋内治療の場合；skull tracking

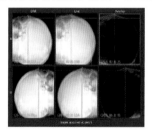

●頭頸部〜体幹部治療の場合；spine tracking

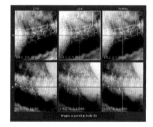

■ CyberKnife Treatment；narrow pencil beam（鉛筆の芯のように細い）による正確な照射

腫瘍への線量を最大化し、健常組織への線量を最小化した必要な分割数を考慮して治療を実施

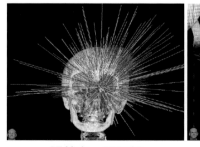

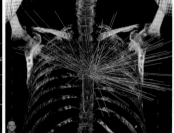

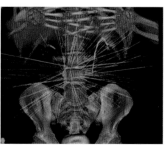

頭蓋内〜頭頸部　　　　　　胸部　　　　　　腹部〜骨盤

甲状腺がんの転移性腫瘍に対する サイバーナイフ治療の実際

サイバーナイフ治療に必要不可欠な2つのポイント

　甲状腺がんのがん転移についてサイバーナイフの治療を実施するために、必要不可欠なポイントが2つあります。

　まず1つは、甲状腺がんの治療に精通している専門医の提言やアドバイス、あるいは、いわゆる紹介医の診療情報の提供が必要なことです。これらの情報を元にして、甲状腺がんの種類、がん転移の分布や広がり、これまでにどういった治療が実施されてきたのかを再確認し、今後、どのようにそれぞれのがん転移病変に対して、周辺の重要な正常組織を守りつつサイバーナイフの治療を実施するべきかを考慮することになります。

　幸いにも、現在の筆者の職場にはサイバーナイフの治療を十分に理解し、すでに10年以上にわたって良きアドバイザー役を担っている、甲状腺がんの豊富な治療経験を持つ耳鼻咽喉科の専門医がおられます。そこで、必ずこの専門医の診察とアドバイスを受けてから治療を実施しています。

　もう1つのポイントは、PETCTの正確な画像診断です。PETCTは全身のがん転移に対するサイバーナイフの治療前に、治療を考慮するための準備としてとても有用であることは、これまでも繰り返し触れてきました。

　定位放射線治療は、限られた局所の病変だけを正確に標的にして治療を実行するので、全身に散在する可能性のある多発するがん病変の局在を正確に確認するために、PETCTは大変便利で有効な検査です。

　米国では、がん治療において"PETCT first"

という考え方が定着しているほど、PETCTの有用性が高く評価されています。

　本書でも、甲状腺がんの転移病変への治療にPETCTが大変有用であることを、実際の治療例の画像で示しています。"PETCT first and PETCT last"と言っても過言ではないことがお分かりいただけるでしょう。

　この点については、今回も監修の労をいただいた当施設の理事長の判断により、開院以来、当サイバーナイフセンターには高精度のPETCTが2台設置されており、"サイバーナイフ治療の必須の道具"として、現在も盛んに稼働しています。

サイバーナイフの治療の流れ

　診察によりサイバーナイフの治療を実施することが決まれば、次に治療計画を作成するためのCT、MR画像を取得する作業になります。治療対象のがん病変が存在する頭頸部、胸部、腹部、骨盤などの部位を、プラスチックマスクや、仰臥位を維持するためのエアマットを、個々の患者さんに合わせて作成し撮影を実施します。

　このCT、MR画像を用いて、腫瘍の部位、大きさ（体積）、放射線感受性、周辺組織への影響などを十分に考慮して少数回に分割する治療計画を作成します。

　この治療法の本質は、標的への正確な定位照射と、標的の大きさ体積などを考慮した少数回の分割回数と、処方の線量の決定にあるように思います。画像上で確認できない見えないものは予防的に叩かない、すなわち予防的な治療効果には配慮しないということになります。

■ サイバーナイフ治療実施のポイント

ポイント1　…専門医からの提言と診断情報の入手

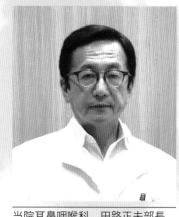

　まずは甲状腺がんの治療に精通している専門医の提言やアドバイス、あるいは紹介医の診療情報の提供が必要になります。また、甲状腺がんだけでなく、多数の咽頭、喉頭、鼻腔、副鼻腔、口腔内のがん治療において、サイバーナイフの治療により、発声や飲み込みの機能を守りながら、がんを治癒に持ち込むための治療をともに実施してきています。サイバーナイフの治療前後の診察と経過観察に、必要欠くべからざる存在です。

当院耳鼻咽喉科、田路正夫部長。長年にわたり、多数の甲状腺がんの治療の経験を有しています。

ポイント2　…PETCTによる正確な画像診断

　サイバーナイフの治療は、局所の病変だけを1つひとつ実施していく局所治療ですので、まず全身のがん、がん転移の状態を正確に一目瞭然に把握して、全体の中のどこを治療しているのかを認識しておく必要があります。

　図1は同一人の右側の少し離れた位置に甲状腺がんの転移病変がみられる例です。これらの病変に別々に正確に治療を加えるので、それぞれの存在を認識して計画を作成することが大切になります。

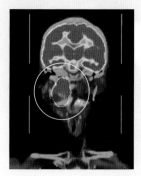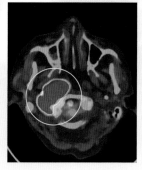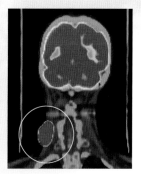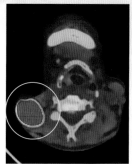

図1
甲状腺乳頭がんの頸部にみられる2つのリンパ節転移

　図2は病変が気管、食道、頸動脈に接して存在しており、これら近隣の重要組織を十分に保護しつつ、治療計画の作成が必要となります。

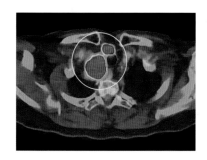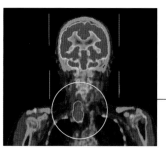

図2
甲状腺乳頭がんの頸部〜上縦隔、食道のすぐ傍の転移病変

⑦ サイバーナイフの治療実績

年度別の治療数

　新百合ケ丘総合病院は2012年８月に開院しました。本年2021年８月で９年が経過し、現在10年目に入っています。この間のサイバーナイフ治療の実施数を年度別に表したものが図１です。局所病変だけを正確に治療するサイバーナイフの定位放射線治療について、大学病院や総合病院などの医療施設より診療情報を持って多くの患者さんが来院されています。開院以来、１年に約1,200例、１ヵ月で100例を超える治療数を実施してきています。さらに最近は、やや増加傾向をみせています。

９年間の治療部位と治療症例数

　2012年８月の開院以来実施したサイバーナイフの治療の部位別実績を表したものが図２と図３です。最も多く治療した病変部位は、疼痛を伴うことが多い骨転移（3,058例）と各部位のリンパ節転移（2,471例）でした。これらを合わせると5,529例となり、全体の症例数（12,113例）の約半数（約46％）を占めています。

　この数字はまさにサイバーナイフの治療の主な役割は、全身のがん全体と戦うのではなく、ごく限られた局所の転移病巣のコントロールであることを示しています。

　脳・脊髄・脳神経（3,632例）は、約30％を占めて増加傾向をみせています。この骨転移、リンパ節転移、脳・脊髄病変の３つを合わせると（9,161例）、４分の３を超えて約76％を占めることになります。これに続いて、肺・気管・縦隔が1,423例（約12％）、

頭頸部586例（約５％）、肝・胆・膵438例（約４％）が傾向として多くみられます。

　脳・脊髄病変と肺転移や縦隔転移は、サイバーナイフの治療対象として今後も増えていくであろうと実感していますが、この傾向が数字でも裏付けられています。これらはサイバーナイフの定位放射線治療に際して、"目の前に見えるものは正確に叩き、見えないものは予防的に叩かない"という原則、治療の意図がそのまま反映されている結果であると考えます。

　サイバーナイフの定位放射線治療は、腫瘍の種類、放射線の感受性、腫瘍の大きさ（体積）、部位、周辺組織の状況、症状などにより、３〜５回、７〜８回、10〜12回など分割回数をそれぞれ作成した治療計画で、有効性、安全性を考慮し、個々に設定し実施します。これらを勘案すると、この９年間に12,113例の治療計画を実行するために総計51,578回、分割治療が実施されたことになります。

甲状腺がんの転移性腫瘍

　今回は、発生する頻度が大変少ないとされ、甲状腺疾患の治療を専門とする施設で治療が遂行されてきた甲状腺がんとその転移性腫瘍を、サイバーナイフの定位放射線で治療する症例に遭遇する機会に少しずつ恵まれてきましたので、がんとしては極めて特異な経過を辿る甲状腺がんの治療に少なからず興味を抱くようになりました。そこで、これまでに経験した約300例、3,000ヵ所の局所治療を振り返ってみることにしました。本文に様々な症例を提示しましたので、ご確認ください。

図1 年度別サイバーナイフ治療実績

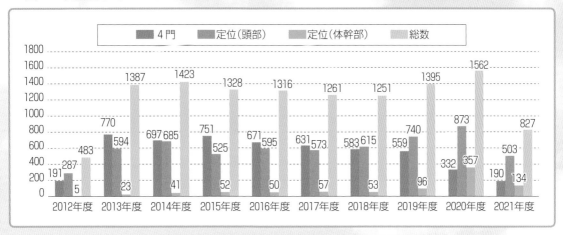

図2 サイバーナイフ治療部位別集計

2012.8〜2021.9

	症例数	総件数（分割照射数）		
		入院	外来	合計
脳・脊髄・脳神経	3,632	4,377	4,853	9,230
頭頸部	586	2,351	2,113	4,464
肺・気管・縦隔	1,423	2,633	5,738	8,371
乳房	74	157	282	439
肝・胆・膵	438	1,122	2,001	3,123
消化器系	48	243	243	486
婦人科系	53	166	235	401
泌尿器系	135	293	856	1,149
造血器・リンパ系	2,471	4,126	7,566	11,692
皮膚・骨・軟部組織	3,058	4,678	6,304	10,982
その他	195	495	746	1,241
合計	12,113	20,641	30,937	51,578

図3 サイバーナイフ治療部位別症例数

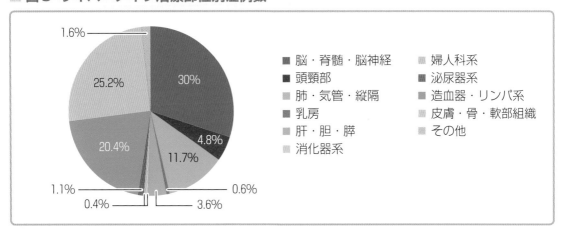

資料：新百合ケ丘総合病院放射線治療科　サイバーナイフ診療部

1 YouTubeとCureus（キュレアス）

　YouTubeは、2005年2月に米国カリフォルニア州で3人の仲間により設立されたオンライン動画共有ウェブサイトです。翌年の2006年11月にはGoogleに買収され、現在も子会社として運営されていますが、Google検索サイトに次いで2番目にアクセス数が多いウェブサイトと言われています。

　通常では見聞きできなかった動画に、いとも簡単にアクセスでき、日常生活はもちろん、仕事や余暇を過ごす際にも、なくてはならない存在になっています。筆者も、ちょっと一息入れたい夜に、ビートルズのポール・マッカートニーがホワイトハウスでオバマ大統領夫妻を前にヒット曲を披露している姿や、モスクワの赤の広場で大観衆とともにプーチン大統領も聴き入るステージで演奏・歌唱する姿を見たりするなど、大いに楽しんで利用しています。

　特に仕事上、YouTubeで医学関係の情報を検索すると、必要な情報の詳細に接することができ、大変便利で重要な情報入手の手段の一つとなっています。

　一方、医学、医療の世界では、自分が経験し、遭遇し、発見し、考え出した結論や情報を、論文という形で文章と画像、図表などにまとめる方法が、従来から"学会"という情報集約組織の力で発表されてきました。

　この論文の形として結論に至るまでには、通常多くの時間と、結論を出すための意見の合意、見解の集約という大きな労力が必要となります。

　今回は、同じように医療の現場で経験した情報を、文章と画像や図表にまとめて報告する論文に似た形式をとり、ウェブサイトで受け付けて、その分野の専門家たちの査読（review）を済ませ、サイト上で公開し、閲覧するソーシャルネットワークでの評価に委ねるという、症例報告共有プラットフォーム「Cureus」について触れてみます。

　Cureusはジョン・アドラー教授が2009年に創設し開始したウェブサイト上の医学雑誌に相応します。

　これまで何度か紹介してきたように、アドラー教授は、1994年にがんの治療法として定位放射線治療を実行するための装置「サイバーナイフ」を開発し、米国スタンフォード大学病院に設置して治療を始め、サイバーナイフ治療を世界中に浸透させた人物です。

　私どもはこのCureusに、すでに9つほどのサイバーナイフ治療の実績を投稿し、掲載されています。その1つに、今回も本編に記載した、甲状腺濾胞がんの骨転移に対するサイバーナイフ治療についての症例があります。（2019年11月掲載。タイトル"Multisession CyberKnife Radiosurgery for Advanced Follicular Thyroid Cancer"）。

　PETCT画像を用いて要点を記載し、投稿後3〜4週間という短時間でCureusに採用されました。この情報は、世界中の医療関係者はもちろん、一般の方々まで閲覧可能になっています。

　Cureusで採用された情報は、重要な文献を検索する際に必ず使われるPubMedにも必ず登場するようになっています。

　Cureusは、まさに医学論文のYouTubeといえます。

第 2 部

サイバーナイフ治療の実際

1 甲状腺がんの頭頸部への転移

頭頸部のサイバーナイフ治療について

頭頸部がん治療の難しさと甲状腺がん治療の特徴

　頭頸部がんの治療は、体幹部など他の部位のがんとはかなり治療の原則が異なります。

　たとえば、大腸がんや肺がんを手術治療する場合、大腸がん・肺がんだけを摘出するのではなく、がんを取り残さないように、がん周辺の正常な周辺組織も十分含めて摘出する方法がとられます。

　しかし、頭頸部がんの場合は、耳・鼻・喉・口・目など重要な機能を備えた組織がいくつも存在し、さらに頸動脈、頸静脈、気管、反回神経、食道、咽頭、喉頭、甲状腺など傷つけたり摘出したりすることが望ましくない、あるいは摘出がほぼ不可能な組織が複雑に入り組み、これらに取り囲まれています。これが、頭頸部領域のがん転移を治療する際に、まず考慮しなければならない要素です。

　幸い、頭頸部のがんで一番頻度が高いのは、扁平上皮がんという放射線治療に感受性が比較的良好な種類のため、生検や手術治療後に、頭頸部の比較的広い範囲に、通常1ヵ月ほどかけて実施する分割放射線外照射治療を用いる機会が少なくないようです。

　ところが、甲状腺がんの約90％を占める乳頭がんは、放射線感受性が高くなく、放射線による治療の効果が期待できないため、従前より放射線外照射を用いることはありませんでした。

　一方、甲状腺はヨウ素を原料としてホルモンを作りますが、放射性ヨウ素も、普通のヨウ素と同じように甲状腺細胞に取り込む性質があります。この性質を利用して甲状腺がんの放射線治療を目的に、放射性ヨウ素（ラジオアイソトープ：131I）を含む薬を用いて治療を行うことは、これまでも一般的に実施されています。この放射性の薬剤が内服・注射により体内に入ると、甲状腺・腫瘍・がんに集まることを利用する治療です。

甲状腺がんの頭頸部転移に対するサイバーナイフ治療

　さて、これら手術やラジオアイソトープの治療が実施されてきた甲状腺がんの転移性がんについて、12〜13年ほど前より、甲状腺がん専門医より紹介されてサイバーナイフ治療に来院される患者さんがみられるようになりました。

　サイバーナイフは、1968年、頭蓋骨をピンで固定し頭蓋内の小さな病変を1回照射で治療するガンマナイフで開始された定位放射線治療が、1994年、頭蓋骨を固定せず頭蓋骨の動きを画像で追いかける"skull tracking"により頭部の治療がまず開始されました。

　さらに2000年には、治療中に脊椎との関係を正確に追いかける"spine tracking"により、頭頸部から体幹部の治療が始まりました。現在、世界中でこの動体追尾照射による全身の定位放射線治療が実施されています。

　標的の腫瘍を縮小消退させるこの治療を、まずは頭頸部の転移の症例からみていきます。

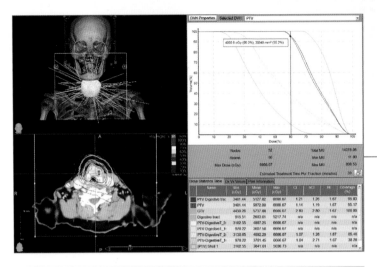

図1

症例7の治療計画図。甲状腺乳頭がんの甲状軟骨、輪状軟骨浸潤局所再発。体積35.9ccの甲状軟骨輪状軟骨浸潤がんを標的にして10回分割で細い放射線による"刺繍"のような治療が実施されます。

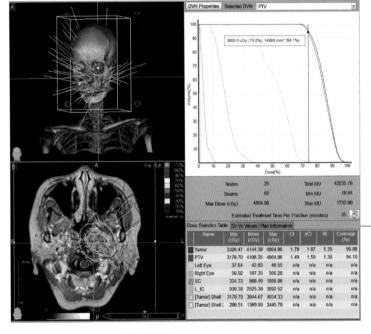

図2

症例6の治療計画図。甲状腺乳頭がんの左ルビエールリンパ節転移。体積13ccの左ルビエールリンパ節転移を標的にして8回分割で細い放射線による"刺繍"のような治療が実施されます。

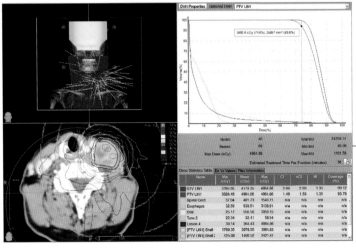

図3

症例9の治療計画図。甲状腺乳頭がんの左頸部リンパ節転移。体積25.9ccの左頸部リンパ節を標的にして8回分割で細い放射線による"刺繍"のような治療が実施されます。

❶ 甲状腺乳頭がんの頸部リンパ節転移 ‥‥‥‥‥‥‥‥‥‥‥‥‥‥‥80代女性

症状 14年前の5月頃、声がかすれることを自覚するようになりました。近医で甲状腺腫瘍を指摘され、大学病院を受診し、甲状腺乳頭がんと組織診断が確定しました。

甲状腺乳頭がんは大きく下咽頭にも進展をみせており、手術経験の豊富な専門医の病院を紹介されて、翌13年前の4月に甲状腺全摘、左頸部郭清術が実施され、その後、放射性ヨウ素内用療法が2回実施されました。

経過観察後、頸部に多発する再発腫瘍がみられるため、8年前に紹介されて当院へ来院されました。

治療経過 PETCT（図1）で評価し、大きめの6ヵ所の頸部リンパ節転移について、一つひとつCT治療計画（図3）を作成し、それぞれにサイバーナイフ治療を実施しました。この中の1つ、気管に隣接する右頸部リンパ節転移の治療は、3日間3分割で実施されました。

治療後 この治療の6年後の追跡PETCT（図2）で、治療を実施したリンパ節転移は縮小消退をみせていることが確認されました。

一方、この6年後のPETCTで確認された新規に増大した病変について、再度CT治療計画を作成し、5ヵ所の左右頸部リンパ節転移についてサイバーナイフ治療が実施されました。その中の1つ、左頸部リンパ節転移のPETCT（図4）、CT治療計画（図6）を示します。

この治療は5日間5分割で実施されました。この左頸部リンパ節転移は、治療3年後のPETCT（図5）で、縮小をみせていることが確認されました。

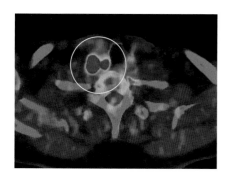
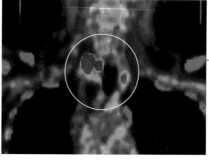

図1
治療8年前のPETCT。左右頸部に多発するリンパ節転移を認める。気管に隣接してみられる右頸部リンパ節転移を示す

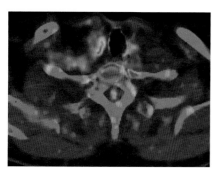
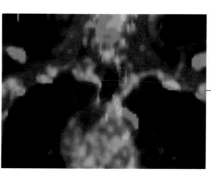

図2
治療6年後のPETCT。治療を実施した気管に隣接した右頸部リンパ節転移は縮小消退をみせている

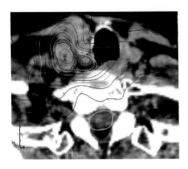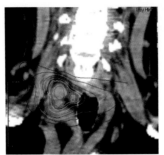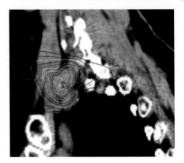

図3

CTの治療計画図。赤い線で囲まれた部分が治療を実施した気管に隣接する右頸部リンパ節転移を示す

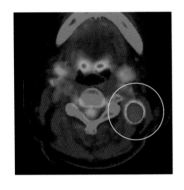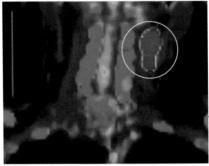

図4

最初の治療より6年後のPETCT。左頸部リンパ節転移を示す

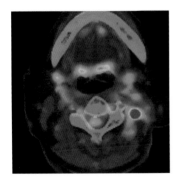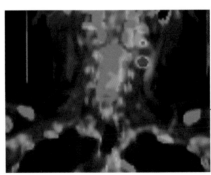

図5

治療3年後のPETCT。治療した左頸部リンパ節転移は縮小をみせていることが確認された

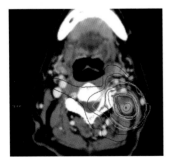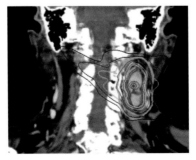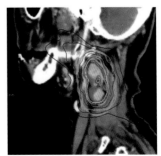

図6

CTの治療計画図。赤い線で囲まれた部分が左頸部リンパ節転移を示す

❷ 甲状腺乳頭がんの両側頸部リンパ節転移、上縦隔リンパ節転移、正中の気管前頸部リンパ節転移…80代男性

症状 12年前の11月、大学病院の耳鼻咽喉科で、甲状腺乳頭がんの診断により甲状腺全摘術と左頸部郭清術が実施されました。その3年後にリンパ節転移の再発が確認されましたが、手術を希望されず経過観察の方針となりました。

さらに2年後には、家族を含め、手術をせずに経過観察するという方針が確認されましたが、その2年後の年末、両側頸部の腫瘍はさらに増大し、大学病院では頸動静脈の処理も困難で手術適応はなく、治療を求めて当院の耳鼻咽喉科へ紹介されて来院されました。

治療経過 PETCT（図1）と、細胞診が実施され、甲状腺乳頭がんの転移病変であることが確認されました。その後、耳鼻咽喉科

よりサイバーナイフの治療が提案されました。年明けの4年前の年始より、CT治療計画（図3、図4、図5、図6）を作成し、右頸部リンパ節転移（図3）は3日間3分割で、左頸部リンパ節転移は上下2つの病変に分けて時期をずらし、上部の体積が少ない腫瘍（図4）は3日間3分割、下部の体積の大きな腫瘍（図5）は6日間6分割、正中の気管前頸部リンパ節転移（図6）は5日間5分割で、それぞれサイバーナイフの定位放射線治療を実施しました。

治療後 治療後は引き続き当院での経過観察が続けられ、治療2年半後のPETCT（図2）では、治療した転移病変は縮小消退傾向をみせていることが確認されました。

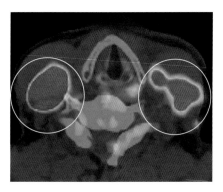
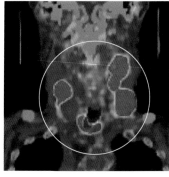

図1
治療前のPETCT。左右両側と頸部正中にそれぞれ大きな転移性腫瘍が4つ確認される

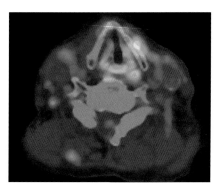
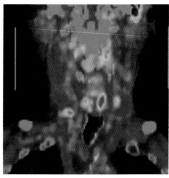

図2
治療2年半後のPETCT。治療した4つの転移性腫瘍は縮小消退傾向をみせている

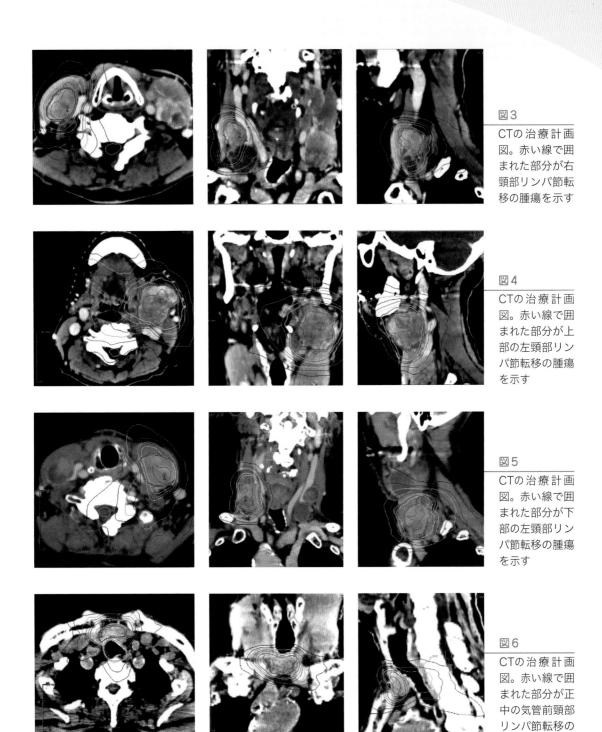

図3
CTの治療計画図。赤い線で囲まれた部分が右頸部リンパ節転移の腫瘍を示す

図4
CTの治療計画図。赤い線で囲まれた部分が上部の左頸部リンパ節転移の腫瘍を示す

図5
CTの治療計画図。赤い線で囲まれた部分が下部の左頸部リンパ節転移の腫瘍を示す

図6
CTの治療計画図。赤い線で囲まれた部分が正中の気管前頸部リンパ節転移の腫瘍を示す

❸ 甲状腺乳頭がんの右鎖骨窩、右頸部リンパ節転移 ……………… 60代女性

症状 23年前、甲状腺乳頭がんの診断により甲状腺右葉切除、頸部郭清術を受けました。12年前、再度、右の残りの右甲状腺切除と頸部郭清が行われましたが、このとき、肺転移が指摘されました。8年前、もう一度右頸部リンパ節転移について手術が行われました。

その後、甲状腺専門病院で放射性ヨウ素内用療法が3回行われましたが、奏功しませんでした。4年前、紹介されてサイバーナイフの治療のため来院されました。

治療経過 PETCT（図1、図4）で、右鎖骨窩リンパ節転移、右頸部リンパ節転移の多発転移がみられました。CT治療計画（図3、図6）を作成し、治療はそれぞれについて5日間5分割、3日間3分割で実施しました。

治療後 治療2年3ヵ月後のPETCT（図2、図5）では、それぞれのリンパ節転移は縮小消退傾向を示しました。

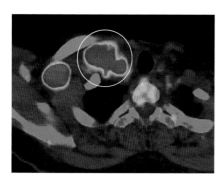
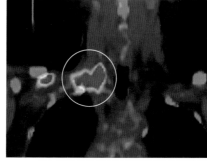

図1
治療前のPETCT。右鎖骨窩リンパ節転移がみられる

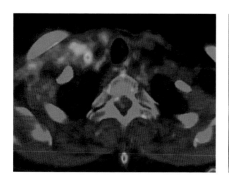
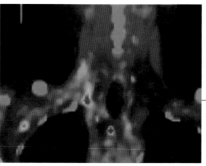

図2
治療2年3ヵ月後のPETCT。右鎖骨窩リンパ節転移は縮小消退を示した

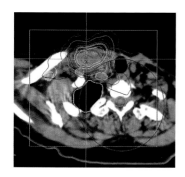
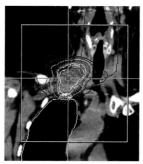
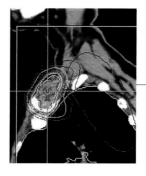

図3
CTの治療計画図。赤い線で囲まれた部分が右鎖骨窩リンパ節転移を示す

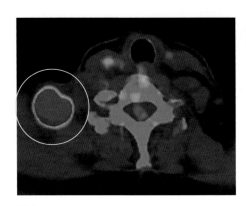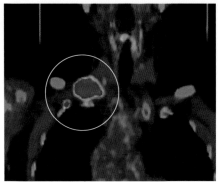

図4
治療前のPETCT。右頸部リンパ節転移がみられる

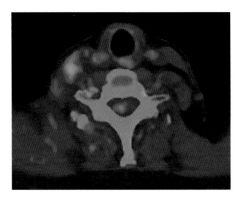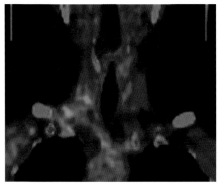

図5
治療2年3ヵ月後のPETCT。右頸部リンパ節転移は縮小消退を示した

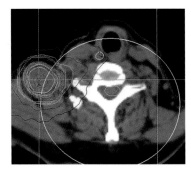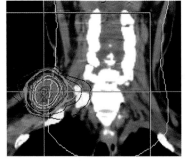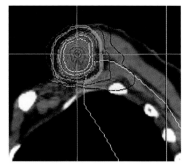

図6
CTの治療計画図。赤い線で囲まれた部分が右頸部リンパ節転移を示す

❹ 甲状腺乳頭がんの頸部リンパ節転移 ……………………………80代男性

症状 17年前の8月に、甲状腺の専門病院で甲状腺左葉乳頭がんの診断により、甲状腺全摘術と左頸部郭清術が実施されました。15年前に右頸部に再発して右頸部郭清術が実施され、13年前に放射性ヨウ素内用療法と縦隔郭清術が実施されました。

その後、12年前には頸部の局所再発、11年前には肺転移が確認されました。TSH抑制療法が行われましたが再発し、腫瘍は次第に増大を示しました。5年前に紹介されてサイバーナイフ治療の相談に来院されました。

治療経過 PETCT（図1）で確認し、CT治療計画（図3）を作成し、治療は自宅からの通院にて、10日間10分割で実施されました。腫瘍の体積は167.5ccでした。

治療後 その後は良好な経過を辿り、腫瘍はゆっくりと縮小傾向をみせ、頸部の膨隆も改善し、治療4年後のPETCT（図2）で、著しい縮小傾向をみせていることが確認されました。

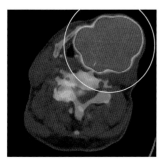
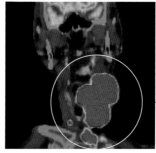

図1
治療前のPETCT。甲状腺左葉を中心に広がる巨大な腫瘍がみられる

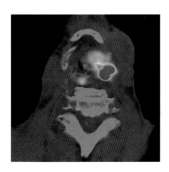
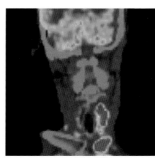

図2
治療4年後のPETCT。治療した巨大な腫瘍は著しい縮小傾向をみせた

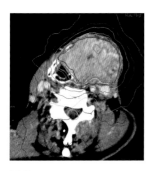
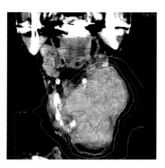
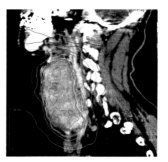

図3
CTの治療計画図。赤い線で囲まれた部分が巨大な左甲状腺腫瘍を示す

❺ 甲状腺乳頭がんの右ルビエールリンパ節転移 ………………………70代女性

症状　15年前に甲状腺乳頭がんの診断により、甲状腺全摘術と頸部リンパ節転移の郭清術が実施されました。その5年後、経過観察で頭蓋底に近接する第一頸椎の位置で、右内頸動脈に癒着する右ルビエールリンパ節転移がみつかり、摘出手術が実施されました。手術の3年後に同リンパ節が再度増大を示してきたため、今度はサイバーナイフの治療を勧められて来院されました。

治療経過　PETCT（図1）で確認し、CT治療計画（図3）を作成して、治療は5日間5分割で実施しました。腫瘍の体積は6.5ccでした。

治療後　この治療後も経過観察が続けられ、4年後のPETCT（図2）で、腫瘍は縮小消退していることが確認されました。

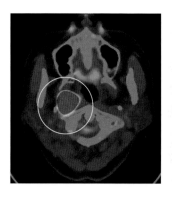
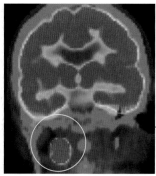

図1
治療前のPETCT。右ルビエールリンパ節に転移性腫瘍がみられる

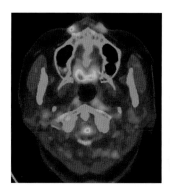
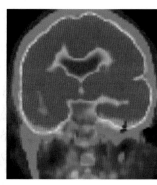

図2
治療4年後のPETCT。右ルビエールリンパ節転移は縮小消退していることが確認された

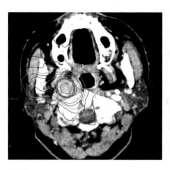
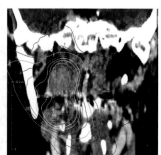
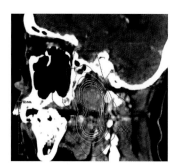

図3
CTの治療計画図。赤い線で囲まれた部分が右ルビエールリンパ節転移を示す

❻ 甲状腺乳頭がんの左ルビエールリンパ節転移 ……………………60代女性

症状 15年前に、大学病院で甲状腺乳頭がんの診断により、甲状腺左葉切除術が行われました。1年後には、リンパ節転移の再発について左頸部郭清術が追加されました。最初の手術治療から10年後に多発肺転移が判明し、放射性ヨウ素内用療法が実施されました。

その翌年、今度は咽頭後壁に腫瘍がみられ、生検が実施されて、左ルビエールリンパ節転移と診断されました。この転移病変の治療に、手術に代えてサイバーナイフの治療を勧められて来院されました。

治療経過 PETCT（図1）で確認し、CT、MRで治療計画（図3）を作成して、治療は8日間8分割で実施しました。腫瘍の体積は13ccでした。

治療後 治療3年2ヵ月後のPETCT（図2）で、転移性腫瘍は縮小消退をみせていることが確認されました。

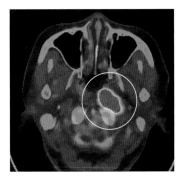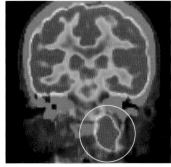

図1
治療前のPETCT。左ルビエールリンパ節に転移性腫瘍がみられる

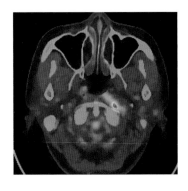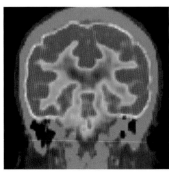

図2
治療3年2ヵ月後のPETCT。治療を実施した左ルビエールリンパ節転移は縮小消退をみせた

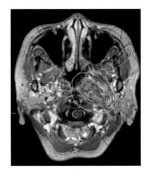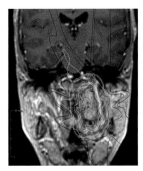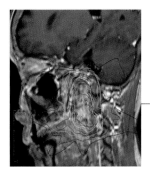

図3
MRの治療計画図。赤い線で囲まれた部分が左ルビエールリンパ節転移を示す

❼ 甲状腺乳頭がんの甲状軟骨、輪状軟骨浸潤局所再発 ……………70代女性

症状　22年前の11月に、大学病院で甲状腺腫瘍の甲状腺全摘術を受け、甲状腺乳頭がんと確定診断がなされ、12月には残存腫瘍に対して放射性ヨウ素内用療法も実施されました。5年前の11月には嗄声が目立ちはじめ、頸部の腫脹がみられるようになり、CTで甲状軟骨、輪状軟骨浸潤を伴う甲状腺がん手術後の局所再発が明らかになりました。

　家族と甲状腺専門病院を受診し、治療は喉頭摘出術も考えなければならないと説明されました。本人と家族は、声を失ってまで積極的な治療は望まないとの意向でした。そこで同病院より、腫瘍の増大による窒息は回避するべきと説明され、サイバーナイフの治療を勧められて紹介状を持って来院されました。

治療経過　治療の説明をしてPETCT（図1）を撮り、CT治療計画（図3）を作成して、治療は自宅からの通院により10日間10分割で実施しました。

治療後　治療後は安定した経過をみせ、嗄声はゆっくりと改善を示し、治療2年後のPETCT（図2）で、頸部正中の腫瘍は縮小消退を示していることが確認されました。引き続き経過観察が続けられています。

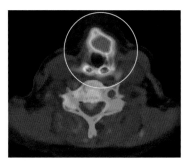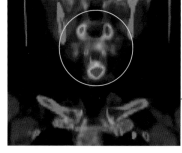

図1
治療前のPETCT。甲状軟骨と輪状軟骨を浸潤する腫瘍がみられる

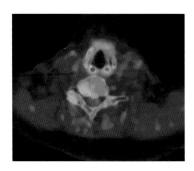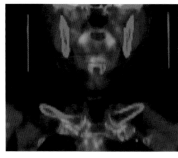

図2
治療2年後のPETCT。頸部正中の再発腫瘍は縮小消退を示していることが確認された

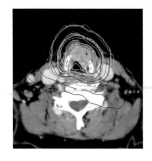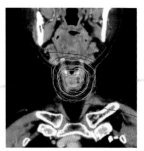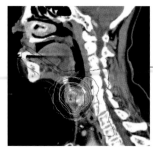

図3
CTの治療計画図。赤い線で囲まれた部分が甲状軟骨と輪状軟骨を浸潤する腫瘍を示す

❽ 甲状腺乳頭がんの口蓋転移 ·· 70代女性

症状 8年前に左の頸部腫瘤を自覚し、近医を受診し、甲状腺乳頭がんの診断により大学病院を紹介されました。大学病院で甲状腺切除や頸部郭清術が行われましたが、翌年に再発し、頸部郭清術が追加されました。さらに再発したため、5年前に放射線外照射治療が追加されました。その硬口蓋が膨隆してきたため、大学病院より紹介されて当科へ来院されました。

治療経過 口腔内の出血が繰り返されており、耳鼻咽喉科の診察後、PETCT（図1）、MRを確認し、CT治療計画（図3）を作成して、サイバーナイフの治療を8日間8分割で実施しました。

治療後 治療後、口内炎がみられましたが、次第に回復し、口腔出血も治まってきました。その後は良好な回復経過を辿り、治療8ヵ月半後のPETCT（図2）では、腫瘍は縮小消退傾向が確認されました。その後も経過観察が続けられています。

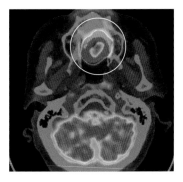
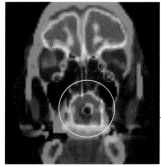

図1
治療前のPETCT。硬口蓋に腫瘍が充満しているのがみえる

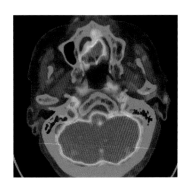
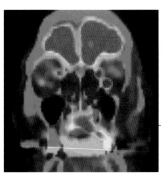

図2
治療8ヵ月半後のPETCT。腫瘍は縮小消退傾向を示した

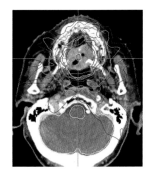
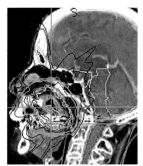
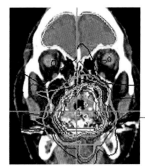

図3
CTの治療計画図。赤い線で囲まれた部分が腫瘍を示す

⑨ 甲状腺乳頭がんの左頸部リンパ節転移 ………………………70代女性

症状　12年前の7月に甲状腺専門病院で甲状腺乳頭がんと診断され、11月に甲状腺全摘、左頸部郭清術が実施されました。手術2年後に放射性ヨウ素内用療法が実施されましたが、手術3年後には左右両側の頸部リンパ節転移と多発肺転移が確認されました。このとき提案された手術やサイバーナイフ治療を、本人は希望しませんでした。3年前に高血圧性脳出血を発症し、約6ヵ月のリハビリテーションで歩行可能になり、2年前に転移病変の治療を勧められ来院されました。

治療経過　PETCT（図1）で評価し、CT治療計画（図3）を作成し、左頸部に多発するリンパ節転移について、8日間8分割で、自宅からの通院によりサイバーナイフ治療を実施しました。

治療後　治療後は、引き続き経過観察が実施され、治療2年後、他の増大した上縦隔リンパ節や右頸部リンパ節の増大について追加治療をするべく、PETCT（図2）で評価すると、治療を済ませた左頸部リンパ節転移は縮小消退をみせていることが確認されました。

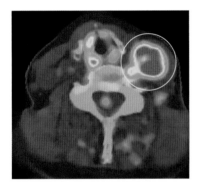
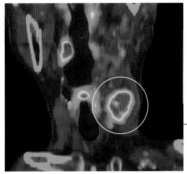

図1
治療前のPETCT。左頸部に大きなリンパ節転移がみられる

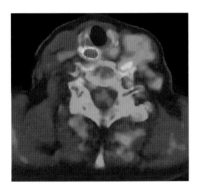
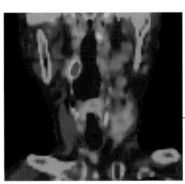

図2
治療2年後のPETCT。治療を実施した左頸部のリンパ節転移は縮小消退をみせたことが確認された

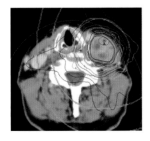
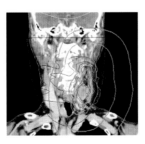
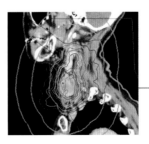

図3
CTの治療計画図。赤い線で囲まれた部分がリンパ節転移を示す

2 甲状腺がんの脳・頭蓋骨・頭蓋底への転移

脳・頭蓋骨・頭蓋底のサイバーナイフ治療について

甲状腺がんの特徴と脳・頭蓋骨・頭蓋底への転移

　甲状腺がんは、乳頭がんが約90％、濾胞がんが約５％と、この２つが大部分を占めています。乳頭がんと濾胞がんは甲状腺分化がんと呼ばれ、他のがんとは異なり進行が遅いため、比較的良好な経過や予後をみせるといわれています。一方で全身転移がゆっくりと進行する例があることも知られています。脳転移、頭蓋骨転移、頭蓋底転移など、QOLを著しく低下させる可能性がありますが、安全に積極的に治療することで、これを回避するサイバーナイフの治療例を紹介します。

　転移性脳腫瘍は、がんが脳の特定の機能を持った部位に転移し、増大して一定の体積に達してくると、脳浮腫を伴い、運動麻痺、視野欠損、知覚障害、てんかん発作、失調、頭痛などの明らかな症状をみせてきます。このような症状を呈する一定以上の大きさを持った転移性脳腫瘍に対しては、従来、開頭手術による治療が勧められてきました。一般的に最大径が30㎜を超える腫瘍は手術治療が勧められています。

　しかし、脳転移に対して手術治療をすることについては、かなり慎重であるべきではないかと思っています。現在は、転移性腫瘍の大きさや部位に制限なく、正確に正常組織を守りつつがんをやっつける、負担が少なく短期間に実施できる定位放射線治療を適応するべきであると思います。

QOLを意識したサイバーナイフによる治療

　がんの摘出手術の原則は、がんの取り残しがないよう、周辺の正常な脳組織を含めて摘出することが推奨されています。がん転移が運動領にあれば四肢の運動麻痺が、感覚領にあればしびれなど知覚障害が、言語領に近ければ会話に不都合が、視覚領にあれば見る機能の不都合が悪化します。小脳核にあれば失調などバランスの機能障害が残ります。

　このような症候が残らないようにするためには、腫瘍体積や腫瘍周辺の脳組織の機能への影響を考慮して、治療の分割回数を決めることが可能なサイバーナイフの少数回分割の定位放射線 "multisession radiosurgery" による治療がより安全で望ましいと考えます。

　1968年にガンマナイフにより開始された定位放射線治療は、50年後の現在、治療可能な部位が、脳を包む頭蓋骨、頭蓋底、さらに頭頸部、胸部、腹部、骨盤部へと広がり、腫瘍の大きさもほぼ制限なく、固定をせずに "動体追尾" の方法により、治療回数を考慮し正確に実施することが可能になっています。

　本章では、脳転移、頭蓋骨転移、頭蓋底転移の症例を紹介します。これらはすべて "skull tracking" という頭蓋骨と標的の腫瘍との関係を確認しつつ、細い放射線で標的の腫瘍を刺繍のように正確に照射していく治療です。珍しい脳下垂体転移や外転神経麻痺を来した頭蓋底転移などをご覧ください。

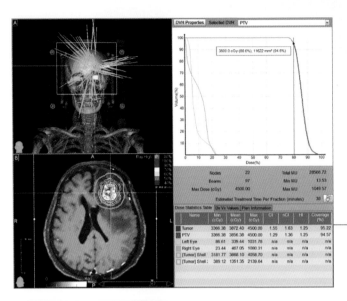

図1

症例1の治療計画図。甲状腺濾胞がんの左前頭葉転移。10.1ccの体積の左前頭葉の標的に対して5回分割で細い放射線による"刺繍"が実施されます。

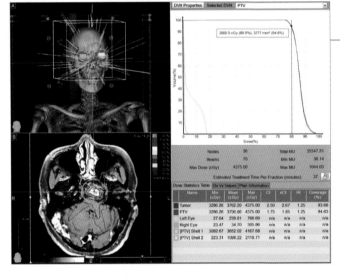

図2

症例6の治療計画図。甲状腺濾胞がんのの頭蓋底転移。2.8ccの体積の頭蓋底転移に対して5回分割で細い放射線による"刺繍"が実施されます。

この外転神経が走る部分への転移例の治療をまとめた報告は、Cureus（コラム1参照）に2020年9月より掲載されています。

CyberKnife Radiotherapy for Skull Base Petroclival Metastases Including Dorello's Canal: Report of 10 Cases. Miyazaki S. Harada Y. Sasaki Y. Fukushima T. Cureus. 2020 Sep 28; 12（9）

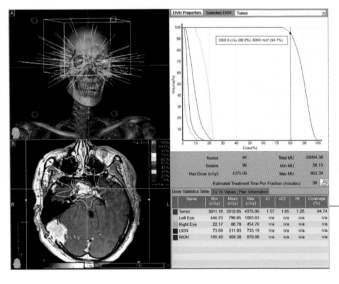

図3

症例3の治療計画図。甲状腺濾胞がんの脳下垂体転移。6.3ccの脳下垂体への転移に対して5回分割で細い放射線による"刺繍"が実施されます。

① 甲状腺濾胞がんの左前頭葉転移 ……………………………………………80代女性

症状　8年前に甲状腺濾胞がんで手術治療がなされました。3年前に、約2週間前より右へ傾く歩行障害、認知機能の低下、失語症の症候が目立ってきたとのことでMRを撮り、転移性脳腫瘍がみられるため、総合病院の内科より紹介されて来院されました。

治療経過　CT、MR（図1）で治療計画（図3）を作成し、大きな左前頭葉の転移性腫瘍について5日間5分割でサイバーナイフの治療を実施しました。腫瘍の体積は10.1ccでした。

治療後　治療2ヵ月後のMR（図2）では、腫瘍とこれに伴う脳浮腫はともに縮小消退傾向をみせていました。3年後の現在も紹介元の内科とともに定期的に経過観察が続けられています。

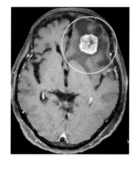
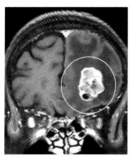
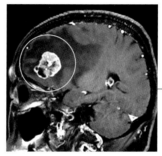

図1
治療前のMR。左前頭葉に大きな転移性脳腫瘍と、これに伴う周辺の脳浮腫がみられる

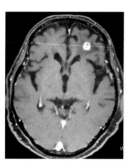
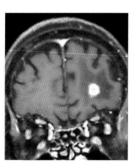
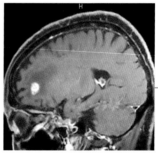

図2
治療2ヵ月後のMR。転移性脳腫瘍と周辺の脳浮腫は縮小消退傾向をみせている

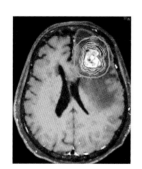
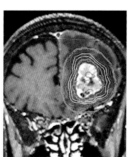
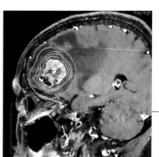

図3
MRの治療計画図。赤い線で囲まれた部分が転移性脳腫瘍を示す

❷ 甲状腺乳頭がんの左前頭葉転移 ⋯⋯⋯⋯⋯⋯⋯⋯⋯⋯⋯⋯⋯⋯⋯ 70代女性

症状　30年前に甲状腺専門病院で最初の手術治療が行われ、甲状腺乳頭がんと診断されました。その後は継続して専門医にて経過観察が行われてきており、頭頸部に繰り返して再発転移病巣が出現するたびに、手術による摘出が実施されてきました。8年前に特段の神経症候はみられませんでしたが、定期的な画像検査で左前頭葉に大きな転移性脳腫瘍がみられたため、治療を勧められました。

治療経過　CT、MR（図1）で治療計画（図3）を作成して、7日間7分割でサイバーナイフの治療を実施しました。腫瘍の体積は16.6ccでした。また、合わせて合併する頸部や鎖骨窩のリンパ節転移病変も同様に定位放射線治療を実施しました。

治療後　治療1年7ヵ月後のMR（図2）で、腫瘍は順調に縮小傾向をみせていることが確認されました。

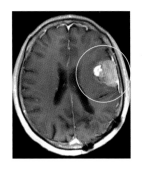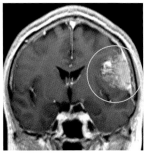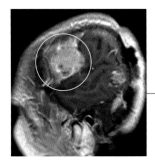

図1
治療前のMR。左前頭葉に大きな転移性脳腫瘍がみられる。脳浮腫は伴っていない

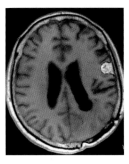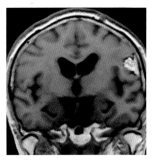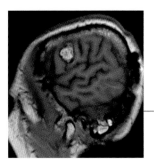

図2
治療1年7ヵ月後のMR。腫瘍は順調に縮小傾向をみせている

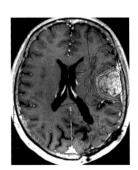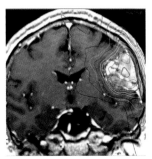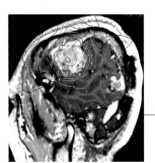

図3
MRの治療計画図。赤い線で囲まれた部分が転移性脳腫瘍を示す

❸ 甲状腺濾胞がんの脳下垂体転移、転移性頭蓋骨腫瘍 ⋯⋯⋯⋯⋯40代男性

症状 4年前に右頸部腫瘤を訴えて、大学病院の頭頸科を受診し、検査の結果、右甲状腺濾胞がんとその頭蓋底転移を指摘されました。まず同病院で甲状腺濾胞がんの摘出術が行われました。手術後、放射性ヨウ素内用療法を実施するため、甲状腺専門の病院へ紹介されました。

頭痛が激しいこと、だるく疲れやすいことなどを訴えたため、予定の治療を優先するのではなく、大きな頭蓋底転移について、手術あるいは放射線治療などが望ましいと考えられ、紹介されて来院されました。

治療経過 CT、MR（図1）で治療計画を作成、PETCT（図3）で全身多発転移を検索し、脳下垂体転移については5日間5分割で治療を実施しました。腫瘍の体積は6.3ccでした。

治療期間中に、脳下垂体のホルモン検査も行い、転移により脳下垂体機能低下を来しており、副腎皮質ホルモンを内服補充することで、自覚していた、だるさ、倦怠感は一掃されました。

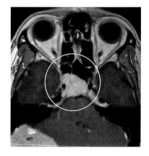
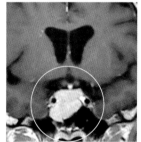
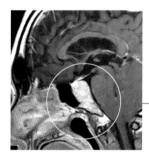

図1
治療前のMR。脳下垂体に大きな転移性腫瘍を認める

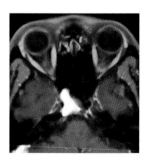
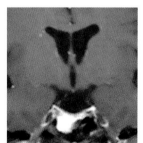
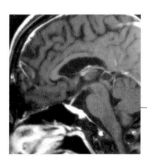

図2
治療2年後のMR。脳下垂体の転移性腫瘍は縮小消退を示している

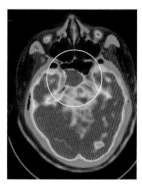
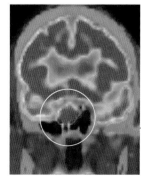

図3
治療前のPETCT。脳下垂体に大きな転移性腫瘍を認める

治療後　治療後の経過観察で 2 年後のMR（図2）、PETCT（図4）で、治療した腫瘍は、それぞれ縮小消退を示していることが確認されています。

治療経過　また同時に、大きな転移性頭蓋骨腫瘍についても、MR、PETCT（図7）で病変を確認し、治療計画（図5）を作成して、7日間7分割で治療を実施しました。腫瘍の体積は71.5ccでした。

治療後　治療10ヵ月後のMR（図6）、PETCT（図8）で治療した腫瘍は、著しく縮小消退をみせていることが確認されました。

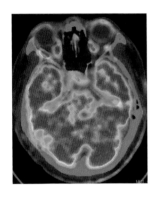
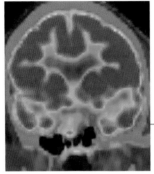

図4
治療 2 年後のPETCT。腫瘍は著しく縮小消退を示している

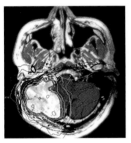
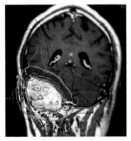

図5
MRの治療計画図。赤い線で囲まれた部分が右小脳硬膜外の大きな転移性頭蓋骨腫瘍を示す

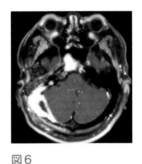

図6
治療10ヵ月後のMR。転移性頭蓋骨腫瘍は著しく縮小消退を示している

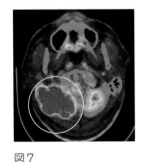
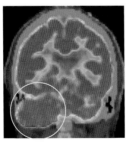

図7
治療前のPETCT。右小脳硬膜外に大きな転移性頭蓋骨腫瘍を認める

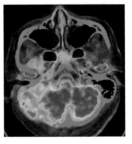
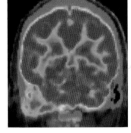

図8
治療10ヵ月後のPETCT。転移性頭蓋骨腫瘍は著しく縮小消退を示している

④ 甲状腺乳頭がんの頭蓋底傍鞍部転移 ……………………………… 80代女性

症状 6年前に甲状腺専門病院で、甲状腺乳頭がんの診断で甲状腺右葉切除術、頸部郭清術が行われました。全く無症候の状態で不自由なく生活していましたが、大きな頸部リンパ節転移、縦隔リンパ節転移、頭蓋底転移について定位放射線治療の相談に紹介されて来院されました。

治療経過 全身の多発転移が存在するため、PETCT（図1）で全体の病変を把握して、傍鞍部の頭蓋底転移についてMR（図3）で治療計画を作成し、治療は10日間10分割で実施しました。腫瘍の体積24ccでした。神経症状は何もみられませんでした。

治療後 治療2ヵ月後の追跡MR（図2）では、腫瘍はすでに明らかな縮小傾向を示しました。

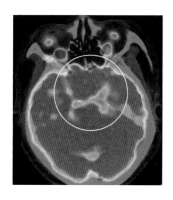
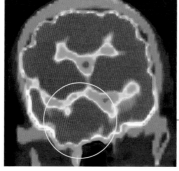

図1
治療前のPETCT。トルコ鞍を囲む大きな転移性腫瘍が頭蓋底にみられる

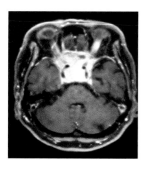
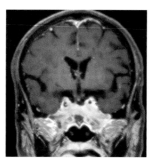
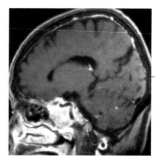

図2
治療2ヵ月後のMR。下垂体近傍の転移性腫瘍はすでに明らかな縮小傾向を示している

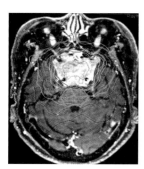
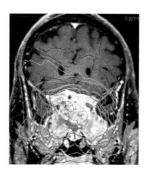
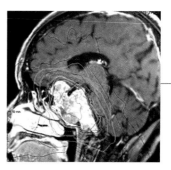

図3
MRの治療計画図。赤い線で囲まれた部分が下垂体近傍の転移性腫瘍を示す

❺ 甲状腺濾胞がんの頭蓋骨転移、硬膜外転移 ………………………… 70代女性

症状　5年前に甲状腺腫瘍に対して甲状腺左葉切除術が実施され、病理検査で甲状腺濾胞がんの診断となりました。肺転移や多発骨転移がみられるため、その後、4年間に放射性ヨウ素内用療法が5回実施されましたが、転移病変の制御は困難でした。疼痛の緩和を目的に頭蓋骨、肋骨、胸骨、脊椎に対するサイバーナイフ治療のため、紹介されて来院されました。

治療経過　PETCT（図1）で全身のそれぞれの転移病変を確認し、CT治療計画（図3）を作成しました。疼痛の右頭蓋骨円蓋部の骨転移とこれに伴う硬膜外転移については、5日間5分割で治療を実施しました。腫瘍の体積は5.2ccでした。

治療後　治療1年1ヵ月後のPETCT（図2）で、頭蓋骨転移は縮小消退をみせたことが確認されました。

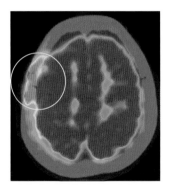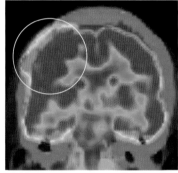

図1
治療前のPETCT。右頭蓋骨円蓋部に頭蓋骨転移がみられる

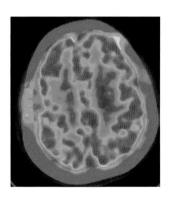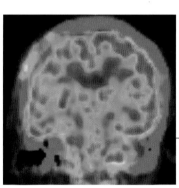

図2
治療1年1ヵ月後のPETCT。治療を実施した頭蓋骨転移病変は縮小消退をみせている

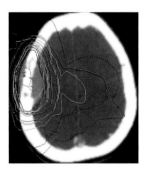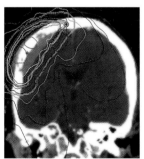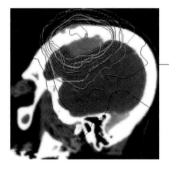

図3
CTの治療計画図。赤い線で囲まれている部分が転移性頭蓋骨腫瘍と硬膜外転移の病変を示す

❻ 甲状腺濾胞がんの頭蓋底転移、外転神経麻痺 ……………………40代男性

症状　4年前に甲状腺濾胞がんの手術を済ませて、その後、甲状腺がんの多発する全身の骨転移について、定期的に必要に応じて病変を確認し、局所の定位放射線治療を実施してきました。数ヵ月前より、左方向を見ると強くなる複視が出現するようになり、矯正するための眼鏡を作ったりしましたが、心配になり来院されました。

治療経過　PETCT（図1）で、左の外転神経麻痺を来す原因としての左錐体斜台部の骨転移が確認されました。MR（図3）で治療計画を作成し、治療は5日間5分割で実施しました。腫瘍の体積は2.8ccでした。

治療後　治療3ヵ月後には、複視の症候も少しづつ改善されることを自覚するようになりました。一方、治療前のPETCT（図4）では、同時に左頭頂部に頭蓋骨転移がみられたので、CT（図6）で治療計画を作成して、サイバーナイフ治療は3日間3分割で実施しました。腫瘍の体積は12.1ccとやや大きめでした。

　この左頭頂部の頭蓋骨転移も、左外転神経麻痺の原因になった左錐体斜台部の骨転移も、10ヵ月後のPETCT（図2、図5）で、それぞれ縮小消退をみせていることが確認されました。

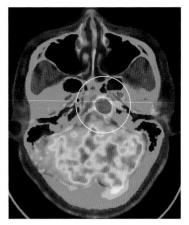
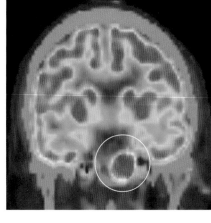

図1
治療前のPETCT。左外転神経麻痺の原因である左錐体斜台部の骨転移がみられる

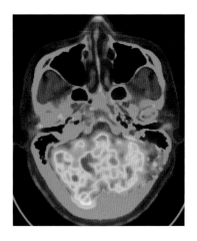
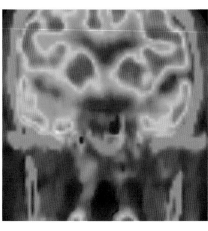

図2
治療10ヵ月後のPETCT。治療前にみられた左錐体斜台部の骨転移は縮小消退をみせている

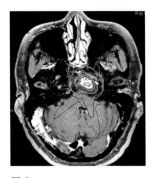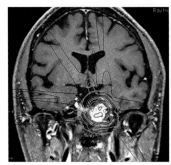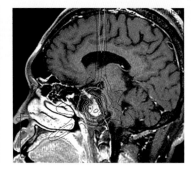

図3
MRの治療計画図。赤い線で囲まれた部分が左錐体斜台部の転移性骨腫瘍を示す

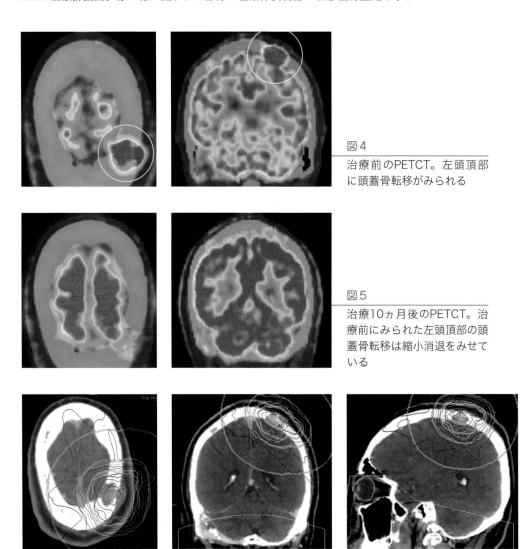

図4
治療前のPETCT。左頭頂部に頭蓋骨転移がみられる

図5
治療10ヵ月後のPETCT。治療前にみられた左頭頂部の頭蓋骨転移は縮小消退をみせている

図6
CTの治療計画図。赤い線で囲まれた部分が左頭頂部の転移性骨腫瘍を示す

3 甲状腺がんの胸部・腹部への転移

胸部・腹部のサイバーナイフ治療について

　当院の９年間のサイバーナイフ治療例の中で、肺・気管・縦隔のがん病変に対して実施した治療例は、全治療数12,113例の12％、1,423例に増えています（第１部７参照）。

　1994年に開発されたサイバーナイフ・システムは、脳や頸部の病変の治療から始まり、肺や肝臓、腎臓、膵臓、前立腺など体幹部の病変にも応用できるシステム開発に成就しました（spine tracking）。サイバーナイフ治療の経験は世界中で集積され、次第にその効果が実証されて今日に至っています。

　本章では、甲状腺がんの胸部・腹部に発生した転移性腫瘍の代表的な治療例を提示してみることにします。

胸・腹部への骨転移については生活の質を維持する治療を

　がんが進行し、血管に入り込んで血流に乗り、全身を巡って骨に辿りつくことを骨転移と呼びます。骨は肺とともにがん細胞が転移しやすい臓器です。骨転移により疼痛や、骨折を起こすこともあります。

　骨転移の中でも頻度が多い脊椎（頸椎、胸椎、腰椎、仙椎）に転移すると、疼痛だけでなく、脊髄や脊髄神経の圧迫症状による痛み、四肢麻痺が起こる危険性があり、日常生活（ADL）での障害も想定されます。

　これら骨転移の治療は、不要な侵襲を強いることなく、症状を改善し生活の質を維持するための治療が望ましいと思います。その病変だけを正確に、短期間に分割して放射線治療を遂行するサイバーナイフの定位放射線治療は、その有効な手段と考えられます。

　胸・腹部の骨転移の治療対象は、①胸骨転移、②胸椎転移、③肋骨転移、④肩甲骨転移、⑤鎖骨転移、⑥腰椎転移、⑦骨盤転移などがあります。なお投稿サイトCureus（コラム１参照）に、甲状腺濾胞がんの骨転移に対する治療例が2019年11月より掲載されています（Multisession CyberKnife Radiosurgery for Advanced Follicular Thyroid Cancer. Harada Y, Miyazaki S. Cureus. 2019 Nov 14；11（11））。

胸部のリンパ節転移とサイバーナイフ治療

　胸部にみられるリンパ節転移で定位放射線治療を実施した例は、主に以下の３つの部位になります。

①縦隔リンパ節転移：左右の肺に挟まれ、心臓、大血管、気管が存在する胸部の中央にある"縦隔"という部位のリンパ節転移です。治療により近接する気管、大血管、心臓への影響が極力起きないよう、細心の注意を払い、正確な治療計画の作成を要します。

②胸骨傍リンパ節転移：胸骨は胸部の前面中央にある縦に長い扁平な骨で、肋骨、胸椎とともに胸郭を形成しています。この胸骨の周辺に散在して発生するリンパ節転移です。

③腋窩リンパ節転移：腋窩（わきの下）リンパ節に転移が確認された場合は、腕神経叢の保護に留意して治療を実行します。

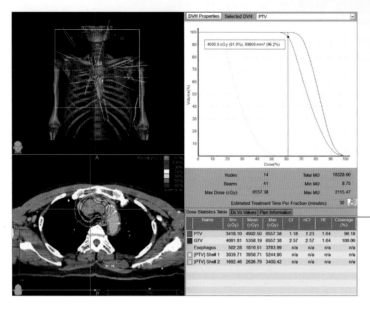

図1

症例1の治療計画図。甲状腺乳頭がん
の縦隔転移。体積90ccの右上縦隔傍
気管部転移病変に対して8回分割で細
い放射線による"刺繍"のような放射線
治療が実施されます。

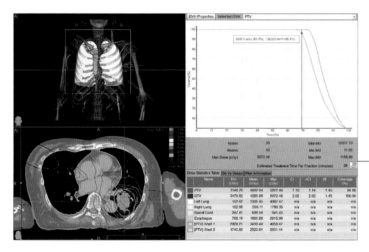

図2

症例2の治療計画図。甲状腺乳頭がん
の肺転移。体積136ccの左肺の転移病
変に対して10回分割で細い放射線に
よる"刺繍"のような放射線治療が実施
されます。

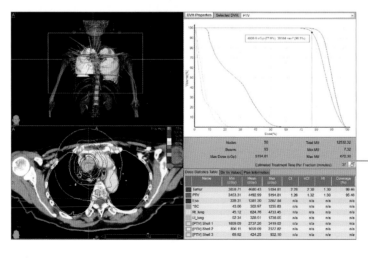

図3

症例3の治療計画図。甲状腺乳頭がん
の上縦隔リンパ節転移。体積35.9cc
の左肺の転移病変に対して7回分割で
細い放射線による"刺繍"のような放射
線治療が実施されます。

① 甲状腺乳頭がんの肺転移、縦隔転移 ……………………………… 70代男性

症状 12年前の12月に、赴任地にある大学病院で甲状腺乳頭がんと診断され、甲状腺全摘術、頸部郭清術が実施されました。5年前に転居となり、都内の甲状腺専門病院で経過観察が継続されてきました。放射性ヨウ素内用療法が2回実施されましたが、肺・縦隔の病巣が徐々に増大傾向をみせ、特に左下葉の大動脈傍の腫瘍の大きさは30mmを超えていました。

これらの病変についてサイバーナイフの治療は可能か否かと、診療情報を持って3年前の2月に当院へ来院されました。

治療経過 PETCT（図1）で再評価し、CT治療計画（図3）を作成して、3月、左下葉の大動脈傍にある大きな転移性肺がんを2週間かけて10回分割で、左下咽頭左側のリンパ節転移とともに、自宅からの通院により、サイバーナイフ治療を実施しました。

治療後 この治療後、5ヵ月の経過観察の後、9～10月に再度大きな右上縦隔傍気管部転移病変（図4、図6）を8回分割で、他の右肺転移2つと胸椎転移とともに、再度同治療を実施しました。

慎重に追跡が行われ、3年後のPETCT（図2、図5）では、治療を実施した病変は、いずれも縮小傾向をみせていることが確認されました。引き続き年に1、2回の経過観察を継続する予定です。

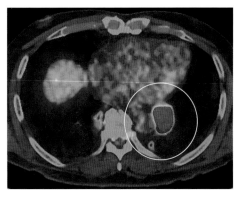

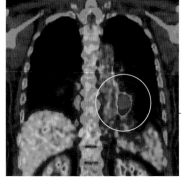

図1
治療前のPETCT。左下葉の大動脈傍に大きな転移性肺がんがみられる

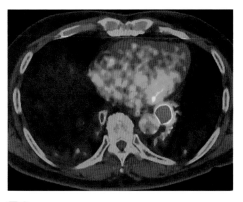

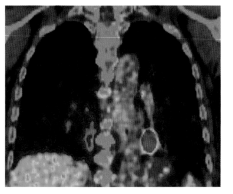

図2
治療3年後のPETCT。治療を実施した左下葉の大動脈傍の転移性肺がんは縮小をみせている

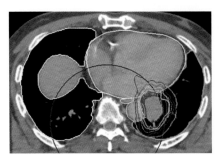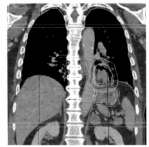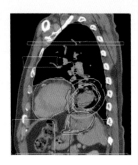

図3
CTの治療計画図。赤い線で囲まれた部分が左下葉の大動脈傍の転移性肺がんを示す

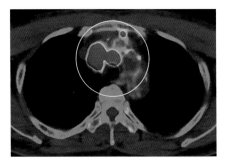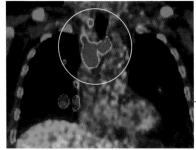

図4
治療前のPETCT。右上縦隔傍気管部転移病変がみられる

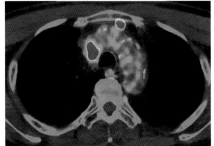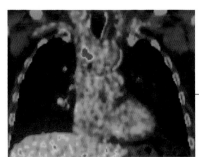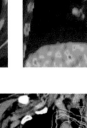

図5
治療3年後のPETCT。治療を実施した右上縦隔傍気管部転移病変は縮小をみせている

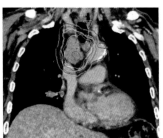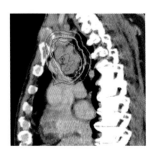

図6
CTの治療計画図。赤い線で囲まれた部分が右上縦隔傍気管部転移病変を示す

❷ 甲状腺乳頭がんの肺転移 ……………………………………………… 70代女性

症状 18年前の11月に、甲状腺乳頭がんの診断により手術治療を受けましたが、その後、肺転移が確認され、5年前の6月に放射性ヨウ素内用療法が実施されました。しかし、その効果はみられず、引き続き経過観察が続けられていました。

肺転移は左右両肺に多発性にみられ、左肺の腫瘍1つが明らかな増大傾向をみせ、気管閉塞による無気肺の誘発が危惧されたため、サイバーナイフ治療の適応について、2年前の4月に紹介されて来院されました。

治療経過 PETCT（図1）で肺転移を含めた全身を評価し、CT治療計画（図3）を作成しました。その後、治療は自宅からの外来通院により、2週間かけて10回分割で実施しました。

治療後 実施後は、紹介された専門医とともに定期的に追跡を実施しました。腫瘍は順調に縮小経過を辿り、2年2ヵ月後のPETCT（図2）で、治療を実施した左転移性肺腫瘍は著明に縮小していることが確認されました。一方、未治療の左右両肺の小さな転移性腫瘍は、ゆっくりと増大していることも確認されました。今後は紹介医と連携し、未治療の肺転移についても慎重に治療を考慮する予定です。

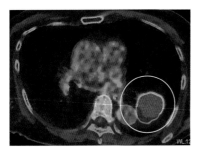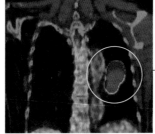

図1 治療前のPETCT。左肺門部から下葉に及ぶFDG集積を伴った腫瘍を認め、その他、右上葉に小転移、両肺に微小転移がみられた

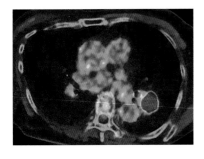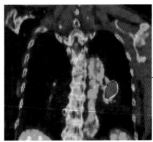

図2 治療2年2ヵ月後のPETCT。治療を実施した左肺門部から下葉に及ぶ腫瘍は縮小している。一方、他の未治療の小さな肺転移は前回より増大している

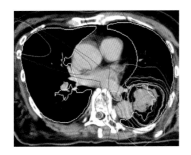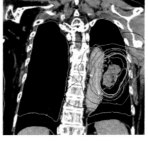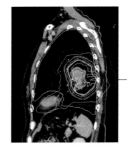

図3 CTの治療計画図。赤い線で囲まれた部分が転移性肺腫瘍を示す

③ 甲状腺乳頭がんの上縦隔リンパ節転移 ⋯⋯⋯⋯⋯⋯⋯⋯⋯⋯⋯⋯70代男性

症状　5年前の春、総合病院の耳鼻咽喉科で、頸部リンパ節転移を伴う甲状腺乳頭がんに対して、甲状腺全摘術と頸部リンパ節郭清術が行われました。その後は予定されていた放射性ヨウ素内用療法は、腎機能低下のため控えられ、経過観察していました。翌年1月に縦隔、上縦隔のリンパ節転移が認められ、手術治療が実施されました。

　その後3月に、残りの右上縦隔リンパ節について再度胸腔鏡によるリンパ節郭清術が予定されましたが、本人がこれ以上の手術治療を望まないため、サイバーナイフ治療について診療情報を持って来院されました。

治療経過　PETCT（図1）で病変を確認し、CT治療計画（図3）を作成し、右上縦隔リンパ節転移について、入院により7日間7分割で治療を実施しました。

治療後　その後は紹介元の病院で経過観察されていましたが、1年前の6月、今度は両側の頸部リンパ節転移について、再度、サイバーナイフ治療のため来院されました。

　これら両側の頸部リンパ節転移も治療を実施しましたが、このときの治療前評価のPETCT（図2）で、3年前に治療を実施した右上縦隔リンパ節転移は縮小消退していることが確認されました。

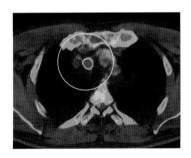
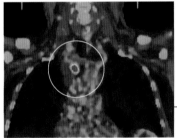

図1
治療前のPETCT。右上縦隔にリンパ節転移を認める

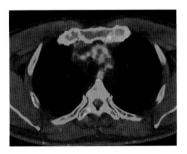
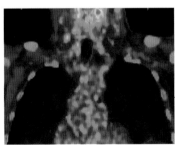

図2
治療3年後のPETCT。治療を実施した右上縦隔リンパ節転移は縮小消退している

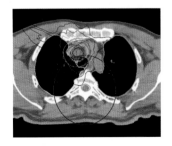
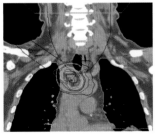
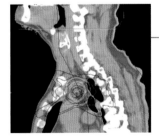

図3
CTの治療計画図。赤い線で囲まれた部分が右上縦隔リンパ節転移を示す

④ 甲状腺乳頭がんの縦隔リンパ節転移、頸部リンパ節転移、鎖骨窩リンパ節転移…70代女性

症状 6年前の夏に、甲状腺専門病院で甲状腺乳頭がんについて、甲状腺全摘術、頸部リンパ節郭清術が実施され、その6ヵ月後に放射性ヨウ素内用療法が追加実施されました。その後は、甲状腺ホルモン剤を内服するTSH抑制療法を受けつつ経過観察していました。1年前の採血でサイログロブリン値が急上昇し、CTで頸部リンパ節転移や縦隔リンパ節転移が疑われたため、サイバーナイフ治療が可能か紹介されて来院されました。

治療経過 PETCTで、右上縦隔リンパ節転移（図1）、右頸部リンパ節転移、右鎖骨窩リンパ節転移がそれぞれ確認されました。

CT治療計画（図3）を作成し、3ヵ所のリンパ節転移それぞれについて、サイバーナイフ治療を通院で実施しました。右上縦隔リンパ節転移の治療は7日間7分割で実施しました。腫瘍の体積は19.9ccでした。

治療後 治療後は紹介元の病院とともに経過観察しましたが、サイログロブリン値は治療直後は259、6ヵ月後は41、10ヵ月後は29.8と低下を示しました。治療1年後のPETCT（図2）では、右上縦隔リンパ節をはじめ、同時期に治療した右頸部リンパ節転移、右鎖骨窩リンパ節転移のいずれも縮小消退傾向をみせていることが確認されました。

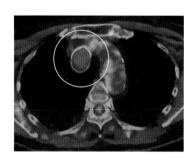
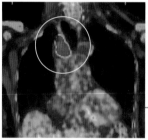

図1
治療前のPETCT。右上縦隔にリンパ節転移がみられる

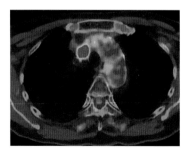
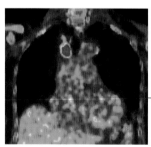

図2
治療1年後のPETCT。右上縦隔リンパ節転移は著明な縮小消退傾向をみせている

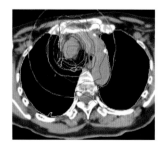
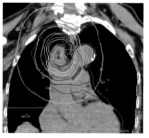
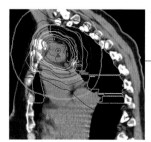

図3
CTの治療計画図。赤い線で囲まれた部分が右上縦隔リンパ節転移を示す

❺ 甲状腺乳頭がんの肺転移、鎖骨窩リンパ節転移、咽頭軟骨転移 ⋯⋯⋯⋯ 70代女性

症状 16年前の春、甲状腺左葉乳頭がん（T2N0M0）の診断で、がん専門病院で甲状腺左葉切除術、頸部リンパ節郭清術が実施されました。9年後（7年前）に頸部リンパ節の再発、肺転移が見つかり、残りの甲状腺全摘術、両側頸部リンパ節郭清術が実施されました。加えて放射性ヨウ素内用療法が、翌年も含めて2回実施されましたが、反応はみられず、その後は経過観察となりました。

5年前より、頸部のいくつかの部位にリンパ節転移がみられるようになりました。これらは3年前のCTでも確認されていましたが、大きな変化はみられないため、手術治療や化学療法は控えられてきました。3年前に本人の希望により、サイバーナイフ治療について診療情報を持って来院されました。

治療経過 PETCT（図1）で評価し、CT治療計画（図3）を作成し、頸部リンパ節転移と右肺上葉背側の2ヵ所の肺転移について、自宅からの通院により、サイバーナイフ治療を実施しました。

治療後 治療3年後のPETCT（図2）で、治療を実施した背側の肺転移は縮小消退傾向をみせました。未治療で経過観察中の胸骨下の肺転移は、若干の増大をみせていることが確認されました。

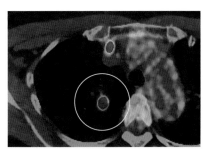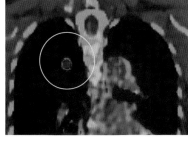

図1
治療前のPETCT。右肺上葉に2ヵ所の肺転移がみられる。背側の病変が治療された

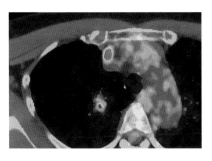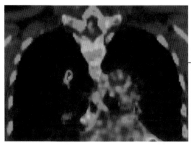

図2
治療3年後のPETCT。背側の肺転移は縮小消退傾向をみせた。未治療の胸骨下の肺転移は若干の増大をみせた

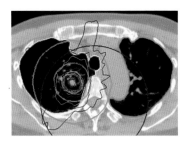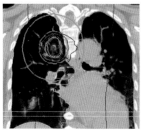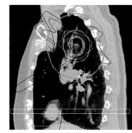

図3
CTの治療計画図。赤い線で囲まれた部分が治療を実施した肺転移を示す

⑥ 甲状腺濾胞がんの胸骨転移 …………………………………………70代女性

症状 5年前に、甲状腺専門病院で甲状腺左葉切除術が行われ、病理検査で甲状腺濾胞がんと診断されました。合併する肺転移や全身の多発骨転移について、放射性ヨウ素内用療法が4年間続けられました。

その後、次第に疼痛の訴えが強くなり、それぞれの骨転移病変などに、局所のサイバーナイフ治療が可能かどうか、紹介されて来院されました。

治療経過 PETCT（図1）で評価し、CT治療計画（図3）を作成して、頭蓋骨、胸骨、肋骨、胸椎、腰椎などの治療を準備し、一つひとつ治療を実施しました。胸骨転移は5日間5分割で実施されました。腫瘍の体積は27ccでした。

治療後 治療5ヵ月後のPETCT（図2）で、治療を済ませた胸骨転移は、すでに縮小消退傾向をみせていることが確認されました。

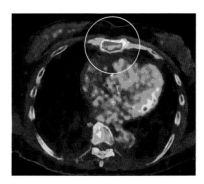
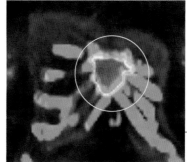

図1
治療前のPETCT。大きな胸骨転移がみられる

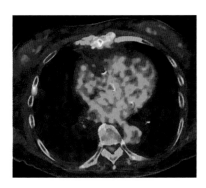
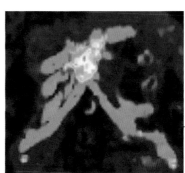

図2
治療5ヵ月後のPETCT。胸骨転移は縮小消退傾向をみせている

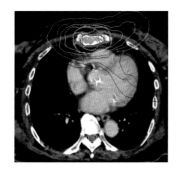
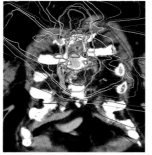
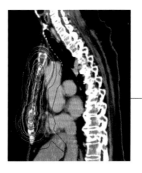

図3
CTの治療計画図。赤い線で囲まれた部分が胸骨転移を示す

⑦ 甲状腺濾胞がんの胸骨転移·······································70代男性

症状　10年前に、甲状腺濾胞がんの腰椎転移、縦隔リンパ節転移を指摘され、甲状腺専門病院で甲状腺全摘術を受け、その後、大学病院の整形外科で腰椎転移について手術治療を受けました。それに引き続き、甲状腺がんについて放射性ヨウ素内用療法などを受けつつ、経過観察を続けていました。

6年前に、がんの胸骨への大きな転移と腰椎転移手術部の再発について、現在までの治療に代えてサイバーナイフ治療が可能かどうか、紹介されて相談に来院されました。

治療経過　治療前のPETCT（図1）で、胸骨、腰椎にそれぞれ大きな転移腫瘍が確認されました。そこでCT治療計画（図3）を作成し、サイバーナイフ治療は、胸骨転移については10回分割、腰椎転移については5回分割で実行しました。胸骨部の腫瘍の体積は22.4ccでした。

治療後　治療後は、現在まで大学病院で治療、経過観察を続けていました。6年後、再度、骨盤や縦隔に再発病変を指摘されて再来院されました。PETCT（図2）で、腫瘍治療した胸骨転移と腰椎転移に再発はみられないことが確認されました。

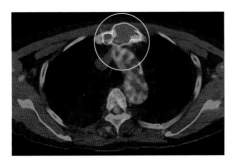
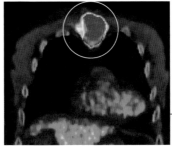

図1
治療前のPETCT。大きな胸骨転移がみられる

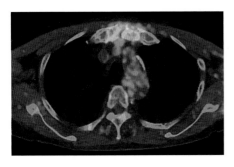
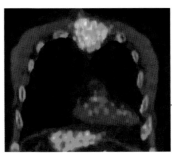

図2
治療6年後のPETCT。治療後の胸骨転移は縮小消退を示している

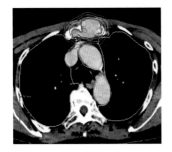
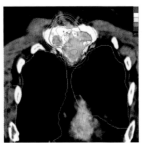
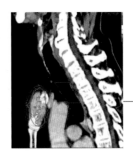

図3
CTの治療計画図。赤い線で囲まれた部分が胸骨転移を示す

⑧ 甲状腺濾胞がんの肋骨転移、肩甲骨転移、胸椎転移 ⋯⋯⋯⋯⋯40代男性

症状 以前より頸部腫瘤を自覚していましたが、感冒時の疼痛により受診し、甲状腺がんの診断に至り、大学病院で甲状腺濾胞がんの摘出手術を受けました。それに合併する多くの多発骨転移については、放射性ヨウ素内用療法の治療に代えて、サイバーナイフ治療を行うことになり、来院されました。

治療経過 PETCT（図1、図3）で、肋骨転移、肩甲骨転移、胸椎転移を確認して、

CT治療計画（図5、図7）を作成し、2ヵ所の肋骨転移はそれぞれを5日間5分割で、肩甲骨転移（図6）は4日間4分割、胸椎転移は3日間3分割でサイバーナイフの治療を実施しました。

治療後 治療後のPETCT（図2、図4）で肋骨転移、肩甲骨転移、胸椎転移は、ともに縮小消退を示していることが確認されました。

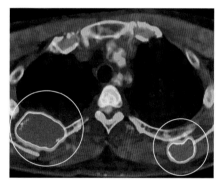
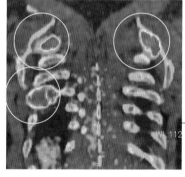

図1
治療前のPETCT。肋骨（右）と肩甲骨（左）に多発する骨転移がみられる

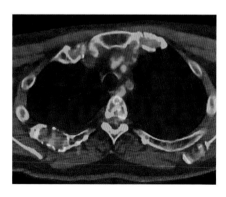
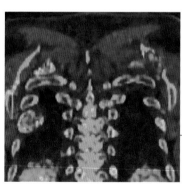

図2
治療2年後のPETCT。肋骨転移、肩甲骨転移は縮小消退を示している

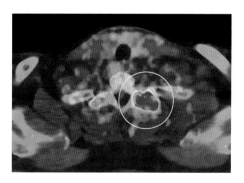
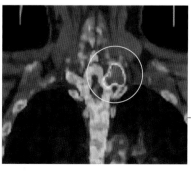

図3
治療前のPETCT。第1胸椎の転移がみられる

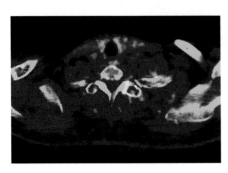
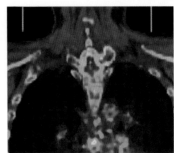

図4
治療2年後のPETCT。第1胸椎の転移は縮小消退を示している

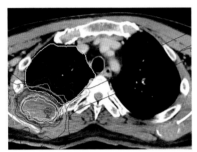
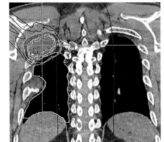
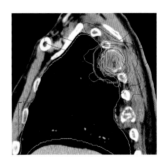

図5
CTの治療計画図。赤い線で囲まれた部分が肋骨転移を示す

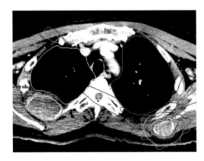
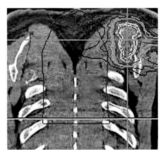
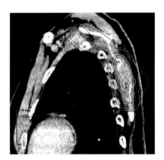

図6
CTの治療計画図。赤い線で囲まれた部分が肩甲骨転移を示す

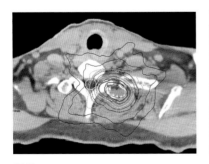
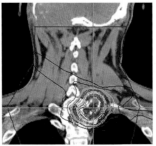
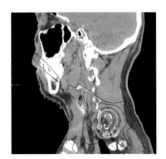

図7
CTの治療計画図。赤い線で囲まれた部分が胸椎転移を示す

⑨ 甲状腺濾胞がんの胸椎転移、腰椎転移 ………………………………40代男性

症状 右頸部腫瘤を主訴に大学病院の耳鼻咽喉科を受診し、多発する骨転移を伴う大きな甲状腺濾胞がん（図1）と診断され、甲状腺全摘術が実施されました。腫瘍は50mmと大きなものでしたが、周囲との癒着はほとんどなく、右反回神経も温存が可能で、術後の声帯麻痺や嗄声もなく、退院となりました。

その後、多発する骨転移について放射性ヨウ素内用療法を目的に、甲状腺専門病院へ紹介されました。その際、疼痛など症状が多くみられたため、手術あるいは放射線治療の適応と考え、紹介により来院されました。

治療経過 全身の多発骨転移についてPETCTで評価し、頭頸部の大きな転移について、まずサイバーナイフの治療を済ませました。その後、引き続き胸椎転移（図2）と、加えて腰椎転移（図5）の2ヵ所について、それぞれCT治療計画（図4、図7）を作成して、胸椎転移は5日間5分割で、腰椎転移は自宅からの通院により3日間3分割で治療を実施しました。

治療後 2つの治療部位は、治療10ヵ月後のPETCT（図3、図6）で、ともに縮小消退をみせていることが確認されました。

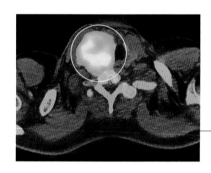

図1
大学病院での治療前のPETCT。右頸部に大きな甲状腺濾胞がんがみられる

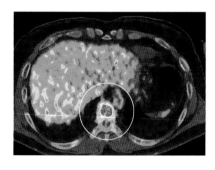
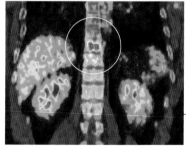

図2
治療前のPETCT。第10胸椎に胸椎転移がみられる

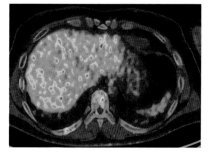
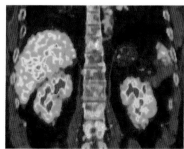

図3
治療10ヵ月後のPETCT。治療を実施した第10胸椎の転移は縮小消退をみせた

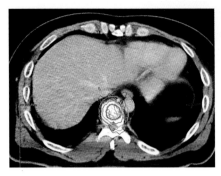
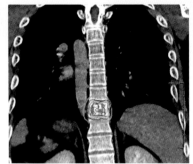

図4
CTの治療計画図。赤い線で囲まれた部分が第10胸椎の転移を示す

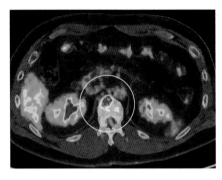
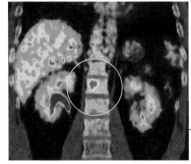

図5
治療前のPETCT。第 1 腰椎に腰椎転移がみられる

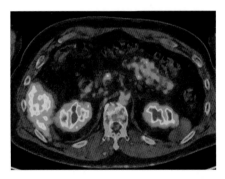
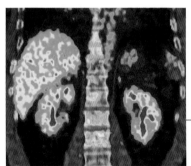

図6
治療10ヵ月後のPETCT。治療を実施した第 1 腰椎の転移は縮小消退をみせた

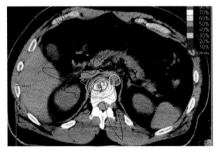
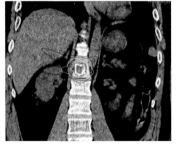
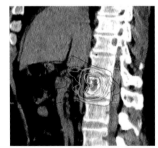

図7
CTの治療計画図。赤い線で囲まれた部分が第 1 腰椎の腰椎転移を示す

⑩ 甲状腺濾胞がんの腰椎転移····························70代男性

症状 甲状腺濾胞がんにて、肺転移、腰椎転移を指摘され、３年前に甲状腺の専門病院で甲状腺全摘術が実施されました。その後、大学病院の整形外科で腰椎転移の手術が実施されました。さらに放射性ヨウ素内用療法が２年間に２回実施されましたが、これには抵抗性を示していました。疼痛を伴う腰椎の骨転移について、サイバーナイフの治療を希望して来院されました。

治療経過 PETCT（図１）で評価し、CT治療計画（図３）を作成して、腰椎椎体と腰椎椎弓のそれぞれに、５日間５分割でサイバーナイフの定位放射線治療を実施しました。

治療後 治療後、疼痛の緩和消退がみられ、１年半後の追跡PETCT（図２）では、骨転移は消退していることが確認されました。

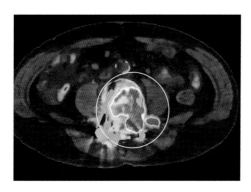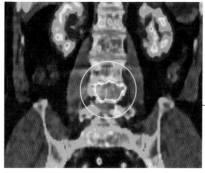

図１
治療前のPETCT。手術治療後の第４腰椎椎体と椎弓に骨転移がみられる

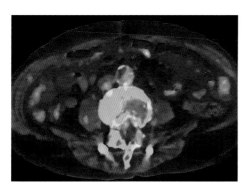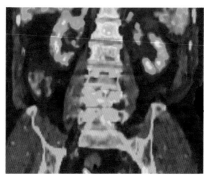

図２
治療１年半後のPETCT。第４腰椎椎体と椎弓の骨転移は消退を示した

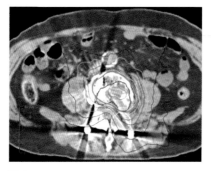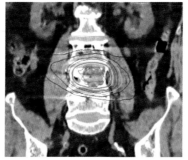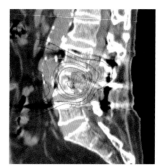

図３
CTの治療計画図。赤い線で囲まれた部分が第４腰椎椎体の骨転移部分を示す

⑪ 甲状腺濾胞がんの腰椎転移‥‥‥‥‥‥‥‥‥‥‥‥‥‥‥‥‥‥‥‥‥40代男性

症状　甲状腺濾胞がんとの診断により、大学病院で甲状腺濾胞がんの摘出手術が行われました。その後の治療を継続・実施している専門病院から、腰痛にて見つかった腰椎転移について、治療のため紹介されて来院されました。

治療経過　PETCT（図1）で転移性腫瘍を確認し、CT治療計画（図3）を作成して、サイバーナイフの治療は、3日間3分割で実施しました。

治療後　治療9ヵ月後のPETCT（図2）で腰椎椎体の転移性腫瘍はほぼ縮小消退傾向を示し、腰痛についても早い時期に緩和されました。

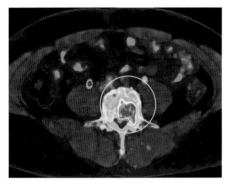
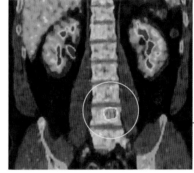

図1
治療前のPETCT。腰椎椎体に転移性腫瘍がみられる

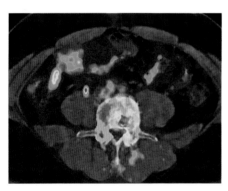
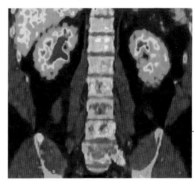

図2
治療9ヵ月後のPETCT。腰椎椎体の転移性腫瘍は縮小消退傾向を示した

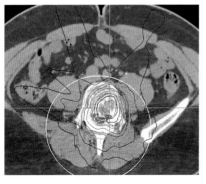
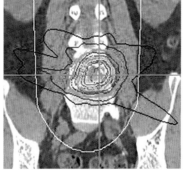
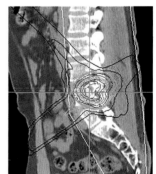

図3
CTの治療計画図。赤い線で囲まれた部分が腰椎椎体の転移性腫瘍を示す

⑫ 甲状腺濾胞がんの骨盤両側腸骨転移、左恥骨転移 ·················40代女性

症状 12年前に甲状腺濾胞がんの診断により甲状腺右葉切除術が行われ、さらに翌年、残存甲状腺全摘術と右頸部郭清術が追加実施されました。

その後、2年間、肺転移について放射性ヨウ素内用療法が2回実施されました。6年前、疼痛、しびれ、下肢麻痺があり胸椎骨転移が見つかり、大学病院の整形外科で固定手術と放射線治療が追加され、さらにリハビリテーションが実施されました。

その後、甲状腺専門病院で内服の化学療法が始まりました。3年前より肺転移、多発する骨転移の治療のために紹介されて、サイバーナイフの治療を実施しました。そして2年前には、疼痛の両側骨盤の腸骨転移と左恥骨転移について、サイバーナイフの治療を実施しました。

治療経過 PETCT（図1、図4）で評価し、CT治療計画（図3、図6）を作成して、左右の腸骨転移と左恥骨転移について、それぞれを3日間3分割で治療を実施しました。

治療後 治療1年後のPETCT（図2、図5）で、治療した骨転移は消退をみせ、疼痛も緩和されました。

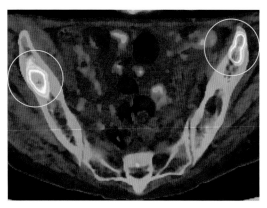
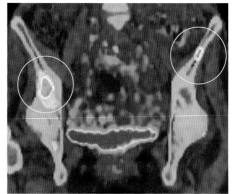

図1
治療前のPETCT。骨盤の左右の腸骨に転移性骨腫瘍の病変がみられる

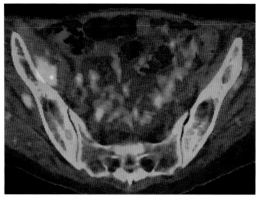
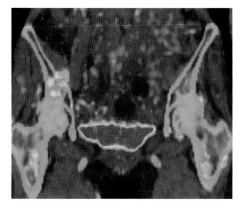

図2
治療1年後のPETCT。治療を実施した骨盤の左右の腸骨転移は消退をみせた

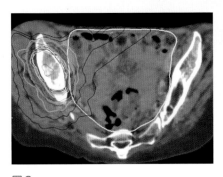
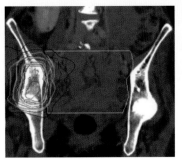
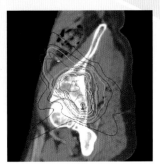

図3
CTの治療計画図。赤い線で囲まれた部分が骨盤の左腸骨転移を示す

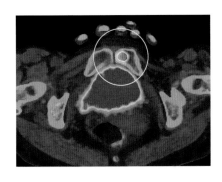
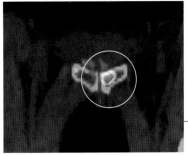

図4
治療前のPETCT。左恥骨に
骨転移がみられる

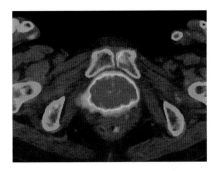
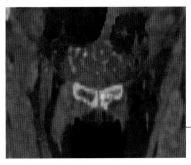

図5
治療1年後のPETCT。左恥
骨の骨転移が消退をみせた

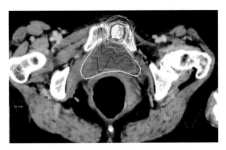
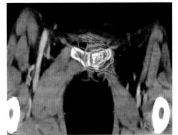
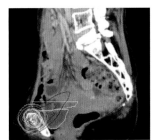

図6
CTの治療計画図。赤い線で囲まれた部分が左恥骨の骨転移を示す

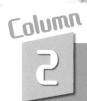

Column 2　甲状腺や脳下垂体など内分泌組織の腫瘍の治療法

　内分泌腺より分泌されるホルモンの中で、生命を維持するために、なくてはならない最も重要なホルモンが、副腎皮質ホルモンと甲状腺ホルモンです。この2つのホルモンが欠乏すると生命は維持できないため、炎症や腫瘍などの原因で不足した場合は、生涯にわたって内服で補うことが必要になります。

　この2つのホルモン分泌に関与する脳下垂体の近傍に発生する腫瘍については、いかにこれらのホルモン分泌機能を守りつつ治療できるのか、そのヒントとなる治療例を「頭蓋咽頭腫」で示したいと思います。

　頭蓋咽頭腫は、頭蓋内の間脳・下垂体の近傍に発生する厄介な腫瘍で、視野視力の低下や尿崩症（大量の薄い尿が排泄される症状）などを発症して治療に至ることが多い腫瘍です。通常、脳神経外科で開頭手術や鼻腔からの経鼻手術により、顕微鏡を用いて丁寧に摘出されます。しかし周辺組織の間脳や下垂体に影響なく手術を遂行するのは不可能で、術後ほぼ全例に下垂体機能の低下がみられます。この部位は全身の内分泌腺の中枢の役割を担うため、副腎皮質刺激ホルモン、甲状腺刺激ホルモンがともに低下し、内服のホルモン補充治療が生涯にわたり必要になります。手術後、通常、さらに放射線治療が追加されて治療は一段落となります。

　さて、60代のある患者さんは大学病院で手術の予定でしたが、どうしても受け入れられず、脳神経外科医と相談して当科へ来院されました。CT、MR画像を撮り（図1）、治療計画（図3、図4）を作成して、サイバーナイフの治療が8日間8分割で実施されまし

た。治療の経過観察で、尿崩症はほどなく消退し、腫瘍は2～3年後に縮小消退が確認されました（図2）。3年後も、副腎皮質ホルモン、甲状腺ホルモンともに正常範囲にあり、とても元気な日常生活に戻りました。

　この例のように、重要なホルモン分泌機能を有する間脳・下垂体にみられた頭蓋咽頭腫に対して、従来から実施されてきた積極的な腫瘍摘出手術を主体とした治療に代えて、周辺の間脳・下垂体がホルモン分泌機能を温存できることを意識した緩和的で控えめな手術を実施する方針に変更し、手術で残した腫瘍はサイバーナイフによる少数回分割定位放射線治療を実施した治療例をまとめました。そしてこの報告を、私どもは2020年3月、アドラー教授のウェブサイトCureus（コラム1参照）に掲載しています（Postoperative Long-term Outcomes of Patient With Craniopharyngioma Based on CyberKnife Treatment. Cureus. 2020 Mar 8;12(3): e7207.）。

　サイバーナイフの少数回分割による定位放射線治療は、間脳・下垂体部の腫瘍の治療において、内分泌腺機能を温存しつつ腫瘍を縮小消退させて、コントロールするための治療法として大変に有用であることが示せたのではないかと思います。同様に、甲状腺がんの治療においても、内分泌機能温存を強く意識してこのサイバーナイフの治療を応用していくことは、腫瘍の制御に加えて甲状腺機能の温存に有用で、治療後の生涯にわたる甲状腺ホルモンの内服補充による負担をなくすために役立つのではないかと考えられます。

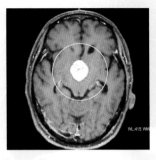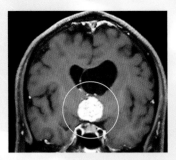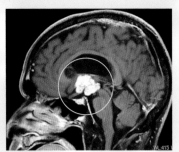

図1
治療前のMR。頭蓋内正中の間脳・脳下垂体の近傍に大きな腫瘍がみられる

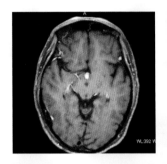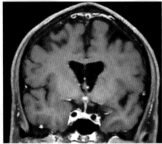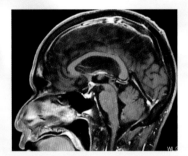

図2
治療3年後のMR。間脳・下垂体部の腫瘍は縮小消退し制御されている

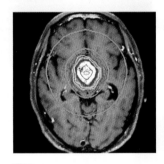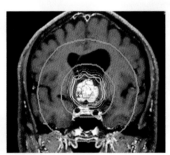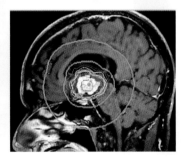

図3
MRの治療計画図。赤い線で囲まれた部分が腫瘍を示す

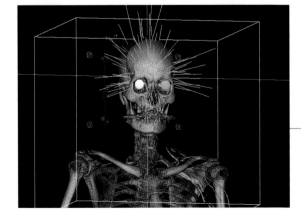

図4
治療計画図。治療計画で設定された細い放射線が、周辺のいろいろな方向から腫瘍を目標にして"刺繍"のように正確に照射される様子を示す

4　甲状腺髄様がん・悪性リンパ腫のサイバーナイフ治療

甲状腺髄様がんと悪性リンパ腫のサイバーナイフ治療について

甲状腺髄様がんの治療経過は乳頭がんや濾胞がんと変わらない

　乳頭がん、濾胞がんは甲状腺ホルモンを作る濾胞細胞からできるがんですが、髄様がんはカルシトニンを分泌する傍濾胞細胞ががん化したもので、甲状腺がんの約1～2％とまれながんです。乳頭がんや濾胞がんよりも症状の進行が速く、リンパ節、肺、肝臓への転移を起こしやすいといわれます。

　髄様がんは、遺伝性（家族性）に起こる場合と、遺伝に関係なく突発的に起こる場合（散発型髄様がん）があり、両者の比率は約半々です。遺伝性の場合、家族も含めて検査が行われることがあり、最近は血液検査で遺伝子を調べて遺伝性かどうか診断できるようになりました。

　髄様がんでは、血液中のカルシトニンとCEAの測定値が上昇し、治療後の経過を見るための腫瘍マーカーとしても有効です。

　リンパ節転移が予後因子として重要とされ、数多くのリンパ節転移が起こっているものの、予後はあまり良くないとされています。また、肝臓に血行性に遠隔転移や縦隔のリンパ節などに転移することがあり、その場合、治療は困難とされています。

　治療成績は乳頭がんや濾胞がんより悪く、未分化がんより良いといわれています。サイバーナイフで治療した例は少ないですが、乳頭がんや濾胞がんの治療例と変わりない経過をみせています。

甲状腺悪性リンパ腫にはサイバーナイフによる治療が有効

　悪性リンパ腫は、血液中のリンパ球ががん化した疾患です。主にリンパ節、扁桃腺、脾臓などに発生しますが、リンパ組織以外の肺、肝臓、胃、腸管、耳下腺、上顎歯肉、甲状腺、皮膚、骨髄、脳など、あらゆる臓器に発生する可能性もあり、発生部位によって症状および診断は異なります。サイバーナイフ治療では珍しい眼窩内の病変の治療例もあります。これらの病変は、正確な診断に基づいて適切な治療を行うことで、根治させる可能性があります。悪性リンパ腫の治療は、血液内科などの主治医により、患者さんの全身状態、病理組織診断、悪性度および臨床病期（ステージ）が確定し、治療方針が決定され、放射線治療や抗体療法、化学療法が行われます。

　甲状腺にできる悪性リンパ腫は、悪性リンパ腫全体の約1～2％、甲状腺がんの約1～5％と非常にまれです。慢性甲状腺炎（橋本病）を背景としている場合が多いとされ、甲状腺全体が急速に腫れたり、嗄声や呼吸困難が起こることもあります。

　悪性リンパ腫の種類としては、MALTリンパ腫や、びまん性大細胞型B細胞リンパ腫などがみられます。放射線感受性がとても高い悪性リンパ腫の放射線治療は処方する線量が少なく、安全に著効を示すことが多くの例で期待でき、サイバーナイフの定位放射線治療がとても有効であるといえます。

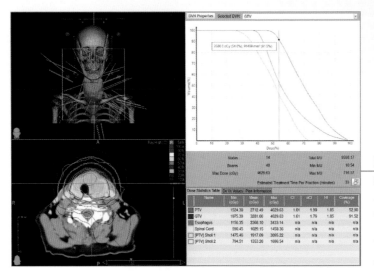

図1

症例3の治療計画図。甲状腺悪性リンパ腫（MALTリンパ腫）。体積91.5cc
の甲状腺両葉に存在する悪性リンパ腫
（MALTリンパ腫）に対して5回分割
で細い放射線による"刺繍"のような放
射線治療が実施されます。

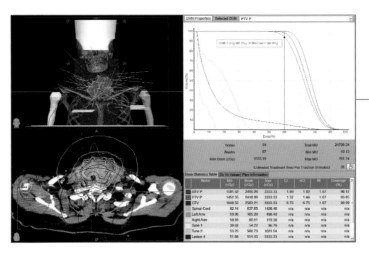

図2

症例4の治療計画図。甲状腺悪性リン
パ腫（DLBCL：びまん性大細胞型B
細胞リンパ腫＋MALTリンパ腫）。体
積310ccの甲状腺両葉に存在する悪性
リンパ腫（DLBCL：びまん性大細胞
型B細胞リンパ腫＋MALTリンパ腫）
に対して5回分割で細い放射線による
"刺繍"のような放射線治療が実施され
ます。

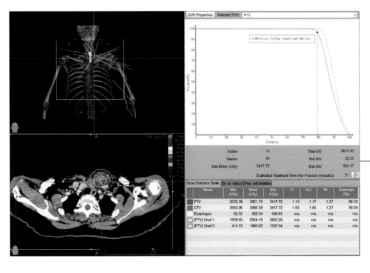

図3

症例1の治療計画図。甲状腺髄様がん
の頸部リンパ節転移。体積15.6ccの
甲状腺髄様がんの頸部リンパ節転移に
対して3回分割で細い放射線による
"刺繍"のような放射線治療が実施され
ます。

❶ 甲状腺髄様がんの頸部リンパ節転移 ‥‥‥‥‥‥‥‥‥‥‥‥‥‥‥‥60代女性

症状 来院する１年前より左頸部の痛みを自覚していました。３年前の２月に当院の耳鼻咽喉科を受診し、左頸部の腫瘍を指摘され、超音波検査で左甲状腺腫瘍と左右頸部のリンパ節腫脹などを指摘されました。嗄声はありませんでした。甲状腺がんが疑われ、CTで甲状腺左葉腫瘍と両側リンパ節転移、両肺野に多発する陰影がみられ、PETCT（図１）が実施されました。

治療経過 生検で甲状腺髄様がんと診断され、４月に甲状腺全摘術、左頸部郭清術、反回神経は可及的に温存の手術治療が実施されました。術後の５月、術前PETCTで判明していた胸椎転移、骨盤骨転移、両側頸部リンパ節転移のサイバーナイフ治療を実施しました。CT治療計画（図３は左頸部リンパ節転移）を作成し、この治療は３日間３分割で実施しました。

治療後 その後は化学療法などが施行されました。サイバーナイフ治療９ヵ月後のPETCT（図２）で、左頸部リンパ節転移は縮小消退していることが確認されました。

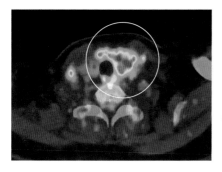
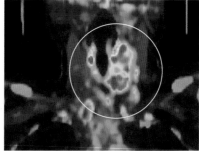

図1
手術治療前のPETCT。甲状腺左葉から峡部に広がる甲状腺がんがみられる

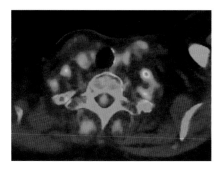
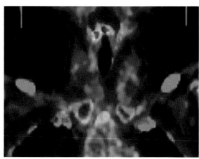

図2
サイバーナイフ治療９ヵ月後のPETCT。甲状腺左葉下部にみられた腫瘍は縮小消退していることが確認された

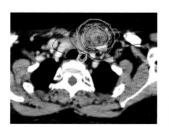
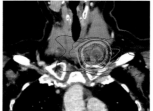
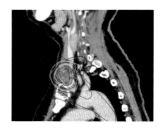

図3
CTの治療計画図。赤い線で囲まれた部分が手術後の残存する甲状腺左葉下部の腫瘍を示す

❷ 甲状腺髄様がんの左ルビエールリンパ節転移 ……………………70代女性

症状　12年前に甲状腺髄様がんの診断により、総合病院で左甲状腺切除術、その翌年、再発のため右甲状腺切除術、さらに翌年、再発のため気管周囲の広範囲リンパ節郭清術を受けました。その後、8年前に再発し、甲状腺専門の病院で広範囲の郭清術を受けました。7年前に左ルビエールリンパ節転移など多発リンパ節転移が見つかり、当院へ紹介されて来院されました。

治療経過　PETCT（図1）で再評価し、CT治療計画（図3）を作成して、左ルビエールリンパ節転移をはじめ、頸部、縦隔、気管前、鎖骨窩リンパ節転移病変の一つひとつにサイバーナイフ治療を実施しました。左ルビエールリンパ節転移は5日間5分割で治療を実施しました。

治療後　治療2年後のPETCT（図2）で、治療を実施したこれらのリンパ節転移は、それぞれ縮小消退を示していることが確認されました。

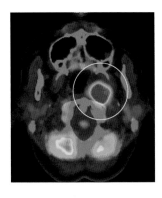
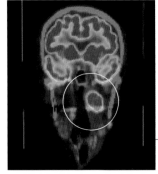

図1
治療前のPETCT。左ルビエールリンパ節転移がみられる

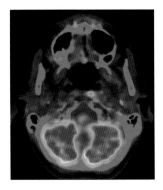
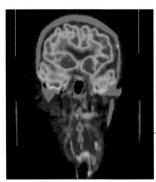

図2
治療2年後のPETCT。治療を実施した左ルビエールリンパ節転移は縮小消退を示していることが確認された

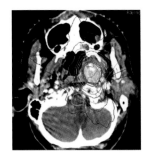
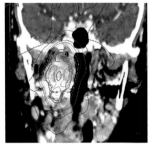
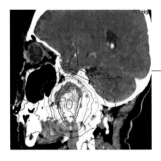

図3
CTの治療計画図。赤い線で囲まれた部分が左ルビエールリンパ節転移を示す

❸ 甲状腺悪性リンパ腫（MALTリンパ腫）………………………………50代女性

症状 以前より時々、前頸部の腫れが出現しては消退していました。4年前の9月、その2週間前から再び前頸部の腫脹を自覚して、耳鼻咽喉科に来院しました。耳鼻科では、超音波検査により頸部の左右に広がる腫瘤を確認し、悪性リンパ腫などが疑われ、生検が実施されました。

またPETCT（図1）を撮り、悪性リンパ腫を示唆する所見を得ました。生検により悪性リンパ腫（MALTリンパ腫）との確定診断を得て、サイバーナイフの治療と、必要であれ

ば引き続き化学療法を勧められました。治療前のサイログロブリン値は2,337.0でした。

治療経過 CT治療計画（図3）を作成し、治療は5日間5分割で実施しました。

治療後 治療後の経過は良好で治療4ヵ月後のPETCT（図2）では、縮小消退傾向が確認されました。治療後サイログロブリン値は、1ヵ月後726.0、3ヵ月後340.2、6ヵ月後176.6、10ヵ月後50.7、2年後21.0、3年後16.1と低下を示し、安定した状態が維持されています。

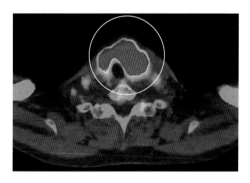
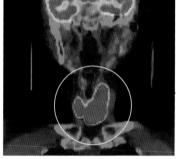

図1
治療前のPETCT。甲状軟骨と輪状軟骨を侵食する悪性リンパ腫が疑われる腫瘍がみられる

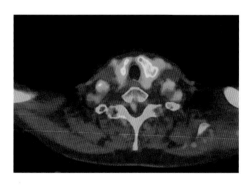
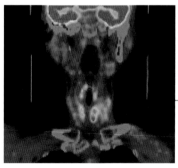

図2
治療4ヵ月後のPETCT。甲状腺両葉の悪性リンパ腫は縮小消退傾向を示した

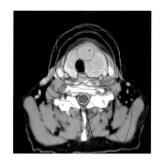
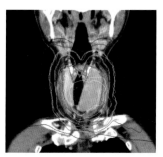
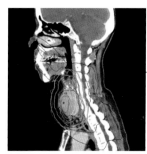

図3
CTの治療計画図。赤い線で囲まれた部分が甲状腺両葉の悪性リンパ腫を示す

❹ 甲状腺悪性リンパ腫（DLBCL：びまん性大細胞型Ｂ）···········40代女性

症状　2ヵ月前より、頸部の圧迫感を訴えて、2年前の夏、当院の耳鼻咽喉科を受診しました。超音波検査やCT画像では、気道を圧迫しつつある巨大な甲状腺腫瘍を認め、組織診断のために生検が実施されました。

　組織診断の結果は悪性リンパ腫でした。気道狭窄進行による呼吸障害リスクを避けるために、早急に放射線治療の実施が望ましいことから、化学療法の前にサイバーナイフ治療を実施することになりました。

治療経過　PETCT（図1）で再評価し、CT治療計画（図3）を作成して、治療は5日間5分割で実施しました。

治療後　治療7ヵ月後のPETCT（図2）では、甲状腺左葉から峡部、上縦隔の大きな腫瘍は縮小消退し、両側の大きなリンパ節転移も縮小消退を示しました。また、サイバーナイフ治療の3回目が済んだ頃には、呼吸は明らかに楽になり、鎖骨も触れるようになりました。その後は現在まで、血液内科、耳鼻咽喉科で定期的な化学療法と追跡が継続されています。

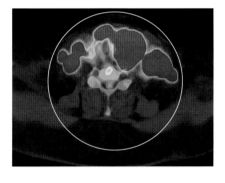
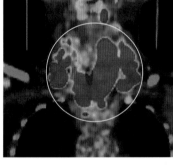

図1
治療前のPETCT。甲状腺左葉から峡部、上縦隔に大きな腫瘍がみられる。また両側のリンパ節転移も著明にみられる

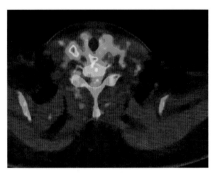
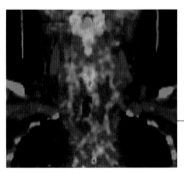

図2
治療7ヵ月後のPETCT。それぞれの腫瘍は縮小消退を示した

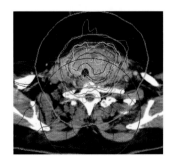
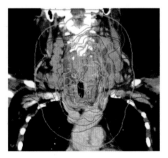
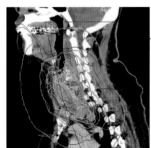

図3
CTの治療計画図。赤い線で囲まれた部分が甲状腺の悪性リンパ腫を示す

5 未治療の甲状腺がんのサイバーナイフ治療

甲状腺がんにおけるサイバーナイフ治療の有効性

転移性腫瘍の発生の少ないサイバーナイフ治療

　甲状腺がんは、通常、大学病院や総合病院、甲状腺専門医などで診断が確定され、手術治療が行われて、治療や経過観察が開始されます。手術後にさらに原発がんの広がりや転移病変がみられるときには、アイソトープ治療（放射性ヨウ素内用療法）を追加して実施されることもあります。

　前項まで、原発の甲状腺がんの手術治療やアイソトープ治療を終えた後、どうしても原発がんや転移病巣の制御が困難な場合に、サイバーナイフの治療を遂行した例を部位別に紹介してきました。

　これまでの約15年間、甲状腺がんの再発、転移病変の治療を数百例、数千ヵ所に実施していますが、なかには十数例ほどですが、年齢や合併する病態、仕事や家庭などの事情により、初回治療の手術に代えて、サイバーナイフ治療を実施した患者さんがいます。

　いずれの例でも、サイバーナイフの治療後に再発や転移などを起こすことはなく、無事に経過しています。

重要な器官や正常組織を保護し腫瘍に分割照射する治療法

　確かに15年ほど前は、頭頸部腫瘍や頭頸部のがん転移病変について、サイバーナイフ治療で来院される患者さんはまれでした。しかし12年ほど前より、頭頸部に発生する原発腫瘍や、転移病変へのサイバーナイフ治療が応用されるに伴って、この治療法が医師や患者さんにも次第に認識されてきました。

　悪性腫瘍やがんの手術では、一般的に、正常組織と腫瘍の境界が明確に確認できないことも珍しくなく、悪性腫瘍をできるだけ残さないように、腫瘍周辺の正常組織もある程度含めて摘出することになります。

　頭頸部がんの周辺組織には、耳、鼻、喉、口、眼などの重要な機能を持つ組織や、頸動脈、頸静脈、反回神経などの各脳神経、気管、食道、咽頭、喉頭、甲状腺など摘出することが望ましくない、あるいは摘出がほぼ不可能な重要な機能を持った構造に囲まれています。

　そこで、頭頸部に腫瘍が広がりをみせるときには、当然、正常組織を可及的に保護しつつ、腫瘍そのものに切り込み、可及的に摘出することになります。そのため、がん転移を助長する可能性も増してくるのではないかとも思われます。

　一方、サイバーナイフの治療では、PETCTの画像で病変の位置を正確に確認し、腫瘍の部位に正確に必要十分な放射線を照射します。周辺の温存するべき重要な器官や組織を守るように、1回ではなく少数回に分けて位置を正確に確認しながら分割照射する治療法です。初回の治療として手術が選択されずにサイバーナイフでの治療が始まると、その後、転移性腫瘍の発生が少ないことから、原発がんの制御に優れているのではないかと思われます。

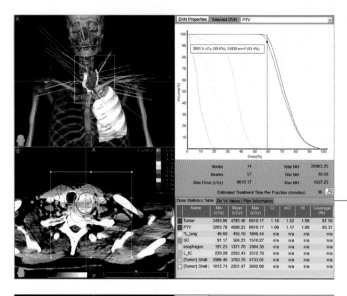

図1

症例2の治療計画図。甲状腺左葉乳頭がん。体積31.9ccの甲状腺左葉の乳頭がんを標的にして6回分割で細い線状の放射線がまるで"刺繍"をするようにいろいろな方向から照射されています。

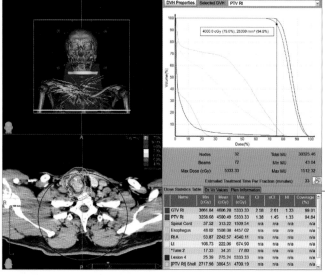

図2

症例3の治療計画図。甲状腺右葉乳頭がん。体積25.3ccの甲状腺右葉の乳頭がんを標的にして10回分割で細い線状の放射線がまるで"刺繍"をするようにいろいろな方向から照射されています。

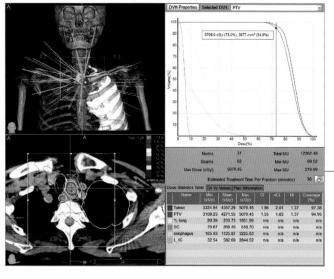

図3

症例6の治療計画図。甲状腺右葉乳頭がんの上縦隔転移。体積4.0ccの左縦隔甲状腺乳頭がん転移を標的にして6回分割で細い線状の放射線がまるで"刺繍"をするようにいろいろな方向から照射されています。

❶ 左甲状腺乳頭がん ……………………………………………40代女性

症状 7年前の3月、健康診断で左甲状腺腫を指摘されて、4月に大学病院を受診しました。超音波検査で甲状腺左葉に19×19×46㎜の腫瘤がみられ、サイログロブリン値は2,130と著明に上昇しており、細胞診で乳頭がんの診断となりました。PETCTでは原発巣以外の異常所見は認められませんでした。

手術治療を勧められましたが、本人は接客業務もある職業柄、嗄声の合併症を何とか回避したいという希望が極めて強く、当院での治療を希望して、遠方の大学病院より診療情報、画像、検査結果など資料を持参して、来院されました。

治療経過 来院後に事情を伺い、生検やPETCT（図1）を確認し、CT治療計画（図3）を作成し、7月に入院により6回分割でサイバーナイフの定位放射線治療を実施しました。

治療後 治療後は6ヵ月ごとに追跡を実施し、サイログロブリン値は3ヵ月後754.1、1年後644.1、1年半後383.1、2年後229.8、3年後209.2、4年後164.8、5年後228.2、6年後216.9、7年後125.0と推移しています。治療6年後のPETCT（図2）で、治療前に比して腫瘍は著明に縮小をみせ、リンパ節転移などはみられませんでした。7年後の現在も元気に生活を続けています。

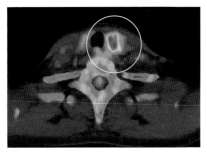 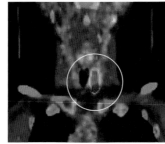

図1
治療前のPETCT。甲状腺左葉に異常集積を認め、FDG値は最大6.4。転移病巣を疑う所見はみられない

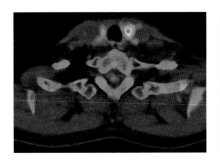 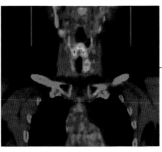

図2
治療6年後のPETCT。FDG値は最大で5.45で、治療前に比して縮小をみせている。また、リンパ節転移や遠隔転移を示す所見はみられない

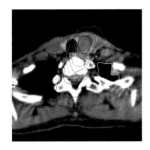 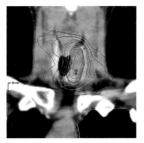 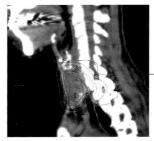

図3
CTの治療計画図。赤い線で囲まれた部分が甲状腺左葉の乳頭がんを示す

❷ 左甲状腺乳頭がん ··40代男性

症状 7年前に、近くの循環器センターで左頸部に腫瘤を指摘され、甲状腺専門クリニックを紹介されて受診しました。超音波検査が行われ、甲状腺左葉より上縦隔に進展する腫瘍がみられ、一部に石灰化もみられるので悪性腫瘍も疑われ、すぐに生検が実施されました。その結果、甲状腺乳頭がんと診断され、手術治療が勧められましたが、当院での治療の相談を希望され、紹介状を持って来院されました。

治療経過 紹介医でのサイログロブリン値は1,460でした。当院でも生検を実施し、甲状腺乳頭がんであることを確認し、治療のた

めのPETCT（図1）を撮り、CT治療計画（図3）を作成しました。治療は自宅からの通院にて、6日間6分割で実施しました。

治療後 治療後はすぐ従前通りの仕事に復帰し、多忙な日々を送っています。年に1～2回の経過観察を実施してきましたが、特に何らかの訴えや体調の変化はありません。

治療6年半後のPETCT（図2）では、腫瘍の増大はなく、むしろやや縮小傾向を示し、FDGの集積も低下していました。治療後のサイログロブリン値は、4年後483.5、5年後466.4、6年後407.0を示しました。引き続き今後も定期的に経過観察の予定です。

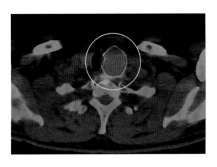 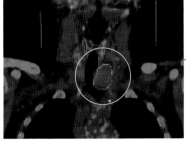

図1
治療前のPETCT。甲状腺左葉より上縦隔に進展する腫瘍がみられる。FDG集積は最大41.8。全身の転移病変はみられない

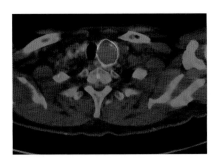 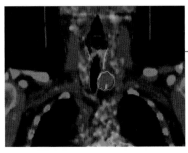

図2
治療6年半後のPETCT。甲状腺左葉に腫瘍がみられる。治療前に比してやや縮小傾向をみせ、FDG集積は最大22.27。全身に転移病変はみられない

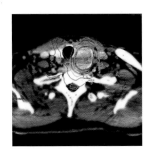 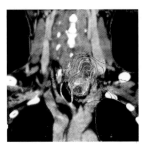 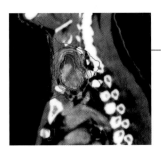

図3
左甲状腺乳頭がんのCTの治療計画図。赤い線で囲まれた部位が、上縦隔に進展をみせる甲状腺乳頭がんを示す

③ 右甲状腺乳頭がん ………………………………………60代男性

症状 4年前に人間ドックで甲状腺右葉に24×25×27㎜の充実性の腫瘍を指摘され、大学病院で甲状腺乳頭がんと診断が確定し、手術治療を勧められました。しかし、本人はどうしても手術治療を受け入れることができず、知人と相談し、大学病院の診療情報を持って来院されました。

治療経過 治療のためのPETCT（図1）を撮り、CT治療計画（図3）を作成し、10回分割でサイバーナイフの定位放射線治療を実施しました。治療時のサイログロブリン値は2,380と高値を示していました（正常32.7以下）。

治療後 治療後は、最初は3ヵ月ごと、次年からは6ヵ月ごとに経過観察を実施しました。腫瘍はゆっくりと縮小傾向をみせ、3年後のPETCT（図2）では明らかに体積が縮小し制御されており、全身のがん転移の発生はないことも確認されました。

サイログロブリン値は、3ヵ月後209.8、6ヵ月後148.3、1年後114.6、1年半後61.2、2年後46.11、2年半後36.81、3年後50.5と下降推移をみせました。治療後は復職し、元気に仕事をしていますが、今後も継続して年に1、2回、経過観察を続ける予定です。

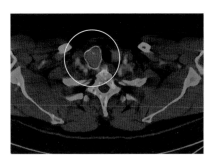
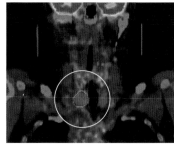

図1
治療前のPETCT。甲状腺右葉に充実性の腫瘍がみられる。腫瘍のFDG集積は最大60.2。頸部や肺などに転移はみられない

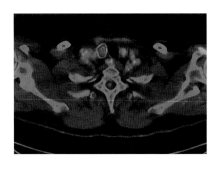
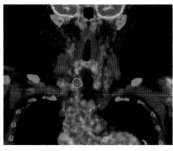

図2
治療3年後のPETCT。右甲状腺乳頭がんは縮小傾向をみせている。FDG集積は最大43.1。治療前と変わらず、頸部や肺などに転移はみられない

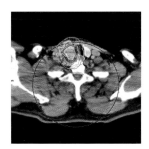
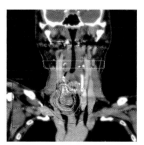
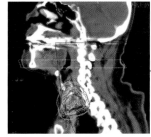

図3
CTの治療計画図。赤い線で囲まれた部分が右甲状腺乳頭がんを示す

④ 甲状腺乳頭がん ……………………………………………80代女性

症状 8年前の6月、大学病院で甲状腺乳頭がんの手術治療が予定されていましたが、手術に代えてサイバーナイフの治療を求めて家人と来院されました。腫瘍は35mmと大きく、周囲の食道壁や頸動脈にも付着していることが告げられていました。両側の反回神経麻痺はなく、大学病院の組織診断で甲状腺乳頭がんであること、採血結果で腫瘍マーカーの役割をするサイログロブリン値が968.3と高値を示していることが分かりました。

治療経過 PETCT（図1）を撮り、CT治療計画（図3）を作成しました。サイバーナイフの定位放射線治療は、体積の大きな右葉を、まず6日間6分割で実施しました。腫瘍の体積は14.7ccでした。

治療後 治療後は定期的にCTによる追跡が行われ、1年2ヵ月後のPETCT（図2）で、右葉腫瘍の縮小傾向が確認されました。サイログロブリン値は679まで低下をみせました。治療による影響もなく元気な状態でしたので、PETCTの翌月、さらに左葉の腫瘍についても追加のサイバーナイフ治療を、6日間6分割で実施しました。

左葉腫瘍の追加治療後も2年間は当院で、その後は地元の専門医で現在まで継続して良好な経過観察が続けられています。

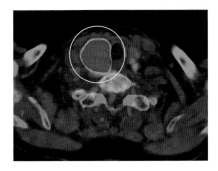
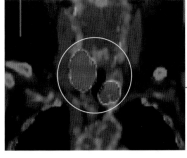

図1
治療前のPETCT。甲状腺の左右両葉にFDG（右71.6、左20.9）の集積がみられ、ともに腫瘍を示している

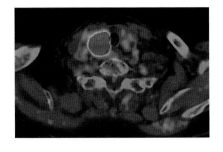
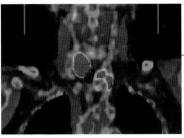

図2
治療1年2ヵ月後のPETCT。治療を実施した甲状腺右葉の腫瘍は明らかな縮小傾向をみせており、その他の転移病変の出現もみられない

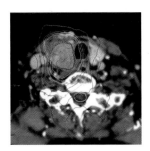
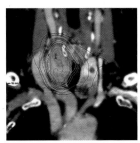
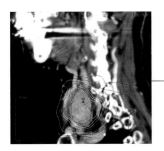

図3
CTの治療計画図。赤い線で囲まれた部分が甲状腺右葉の乳頭がんを示す

❺ 左右両側の甲状腺乳頭がん……………………………………………80代女性

症状 慢性腎不全で透析中に、透析クリニックにて頸部の超音波検査により、甲状腺の左右両葉に結節腫瘤が認められ、6年前の2月、地元の総合病院を紹介され受診しました。

総合病院では、頸部超音波で右葉に26㎜、左葉に22㎜の結節を指摘され、細胞診で右葉は甲状腺乳頭がん、左葉は腺腫様結節が疑われたため、全身検査のうえ、手術治療が必要なことが説明されました。

その後、同年3月、患者さんの希望により、地元の総合病院からの診療情報を持って、遠路来院されました。

治療経過 当院ではよく事情を確認し、PETCT（図1）で評価し、CT治療計画（図3）を作成し、4月に入院にて透析治療を実施しつつ、甲状腺右葉の乳頭がんに対して5回分

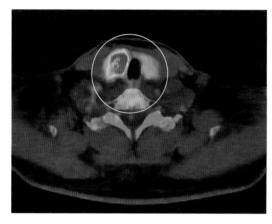
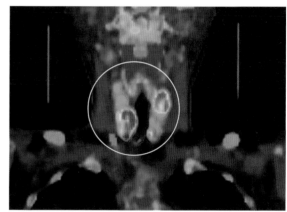

図1
6年前の治療前のPETCT。甲状腺右葉にFDGの集積を認め甲状腺乳頭がんを示している。FDGの最大値は9.4。一方、甲状腺左葉にも集積を認め、FDGの最大値は6.9。こちらも同様に甲状腺がんを示すと判断された

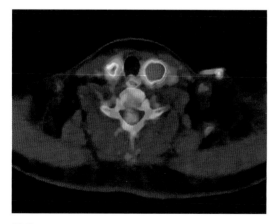
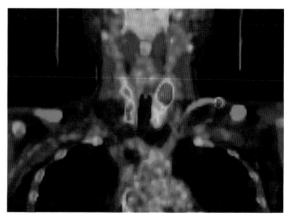

図2
1年半前の2度目の治療前のPETCT。6年前に治療を実施した甲状腺右葉の腫瘍は縮小をみせており、FDG値は6.59。今回治療する甲状腺左葉の腫瘍は前回より増大傾向をみせており、FDG値は11.57を示した

割でサイバーナイフの定位放射線治療を実施しました。治療前のサイログロブリン値は320.2でした。

治療後　治療後は地元に戻りましたが、年1回の経過観察を当院で繰り返しました。サイログロブリン値は、2年後137、3年後33と低下をみせ、治療を実施した右葉の腫瘍は2〜4年後には次第に縮小傾向をみせま

したが、未治療の左葉腫瘍は次第に増大してきました。

そこで1年半前に再びPETCT（図2）で評価し、CT治療計画（図4）を作成して、5回分割で左葉の腫瘍のサイバーナイフ治療を実施しました。その後は、再び地元で経過観察が継続されています。1年前には生体腎移植が実施されました。

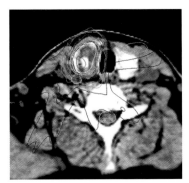 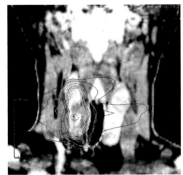 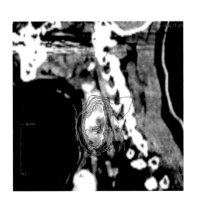

図3
6年前の甲状腺右葉の乳頭がん治療用のCTの治療計画図。赤い線で囲まれた部分が腫瘍を示す

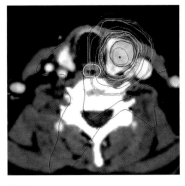 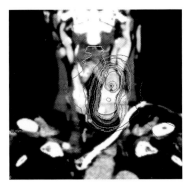 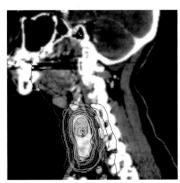

図4
1年半前の甲状腺左葉の増大した甲状腺乳頭がんのCTの治療計画図。赤い線で囲まれた部分が腫瘍を示す

❻ 甲状腺右葉乳頭がんの上縦隔転移·······················80代男性

症状　10年前の12月より、甲状腺の両葉に多発する結節がみられるため、甲状腺専門病院を受診し追跡されていました。7年前の10月頃に嗄声が出現し、同院で左反回神経麻痺と診断されました。

　超音波検査では甲状腺両葉の結節に変化はありませんでしたが、左反回神経付近の結節の細胞診が実施されました。この細胞診では甲状腺内の結節に悪性所見はみられませんでした。CTでは甲状腺左葉下端より下方に広がる傍気管リンパ節の腫大があり、これが食道を圧排する様子がみられました。

　この部位の細胞診が追加実施されると、甲状腺乳頭がんのリンパ節転移との診断が得られました。甲状腺乳頭がんの原発巣ははっきりしませんでしたが、上縦隔転移リンパ節の左反回神経浸潤による声帯麻痺と診断されました。

　同院で手術治療が検討されましたが、年齢や手術範囲が広くなることによる侵襲が考慮され、11月にサイバーナイフ治療のため紹介されて来院されました。

治療経過　PETCT（図1、図4）を撮ると、上縦隔と甲状腺右葉に腫瘍があることが分かりました。CT治療計画（図3）を作成して、12月に、まず嗄声の原因となっている上縦隔転移について、6回分割でサイバーナイフ治療を実施しました。治療前のサイログロブリン値は294.4でした。

治療後　年末に治療を終えて、翌年5月には、左反回神経麻痺による嗄声が軽快改善をみせ、サイログロブリン値は129.3に低下しました。6年前の5月、再度CT治療計画（図6）を作成して、今度は3回分割で甲状腺右葉の腫瘍について定位放射線治療を実施しました。

　同年11月（上縦隔リンパ節転移の治療1年後）、PETCT（図2、図5）では、治療を実施した左右両病変ともに明らかな縮小をみせていることが確認されました。5年前の1月、脳梗塞で2週間の入院を要しましたが、その1ヵ月後の2月の追跡時のサイログロブリン値は100.2と低下を示しました。

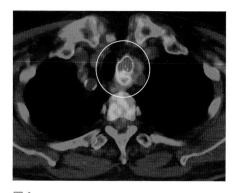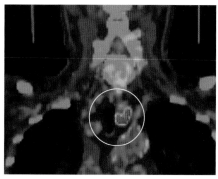

図1

7年前の11月、治療前のPETCT。上縦隔の気管左側にFDG異常集積（17.8）をみせるリンパ節があり、転移性腫瘍を示している

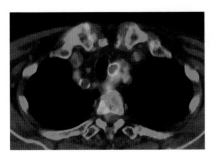
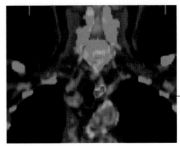

図2

治療１年後のPETCT。治療を実施した上縦隔の気管左側のリンパ節転移は縮小を示している

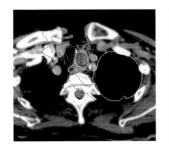
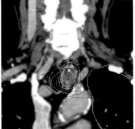
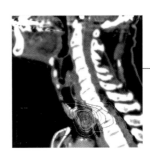

図3

７年前のCTの治療計画図。赤い線で囲まれた部分が上縦隔の転移性リンパ節腫瘍を示す

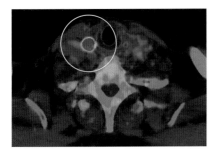
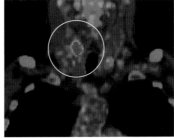

図4

７年前の11月のPETCT。甲状腺右葉にFDGの異常集積（37.5）がみられ、甲状腺乳頭がんの原発病巣と考えられる

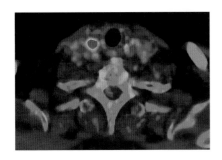
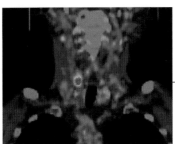

図5

治療１年後のPETCT。甲状腺右葉のFDG集積はサイズが縮小をみせるとともに、値も15.3と低下をみせた

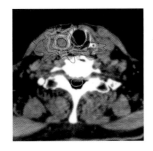
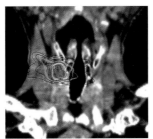
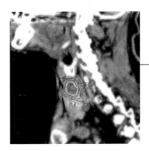

図6

６年前のCTの治療計画図。赤い線で囲まれた部分が甲状腺右葉の乳頭がんを示す

❼ 甲状腺乳頭がん ……………………………………………………40代男性

症状　7年前の秋、高血圧で頸部の超音波検査を受けたときに甲状腺腫瘤を指摘され、甲状腺専門病院を紹介されて受診しました。甲状腺専門病院での頸部の超音波検査で、甲状腺左葉の峡部に20㎜大の腫瘤を確認し、細胞診が実施されて甲状腺乳頭がんと診断されました。

　治療として、手術についての説明を受けましたが、本人は会社を経営しており、極めて多忙なため、入院での手術治療がどうしても受け入れられないとのことでした。その後、知人に相談し、サイバーナイフ治療を希望して診療情報を持って来院されました。

治療経過　事情を伺い、まずはPETCT（図1）で、気管に突出して存在する腫瘍の位置と大きさ、周囲との関係を確認しました。

CT治療計画（図4）を作成し、治療は自宅からの通院にて、5日間5分割で実施しました。腫瘍の体積は6.1ccでした。

治療後　治療後は当院の甲状腺専門医とともに6ヵ月ごとに追跡し、経過観察が実施されました。治療3年後のPETCT（図2）では、腫瘍は縮小傾向が確認されました。

　治療6年後のPETCT（図3）では、さらに縮小消退の傾向がみられましたが、代わりに腫瘍の存在した部位に石灰化が起こってきた様子が確認されました。

　治療時のCT（図5）と、治療6年後のCT（図6）でも、腫瘍の縮小消退傾向と石灰化の進行具合が確認できました。今後も年に1回程度、定期的に経過観察を続ける予定です。

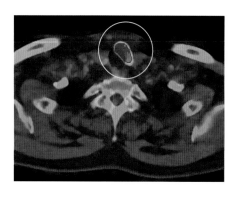

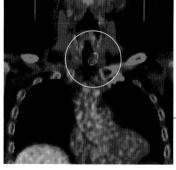

図1
治療前のPETCT。気管に突出する甲状腺左葉に甲状腺乳頭がんがみられる

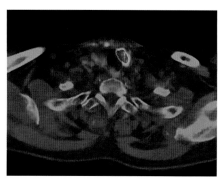

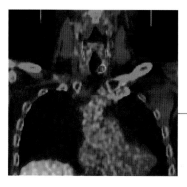

図2
治療3年後のPETCT。治療を実施した甲状腺左葉の甲状腺乳頭がんは縮小傾向をみせた

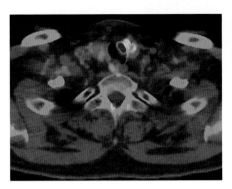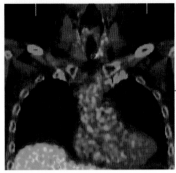

図3

治療6年後のPETCT。甲状腺左葉の甲状腺乳頭がんはさらに縮小消退の傾向をみせ、代わりに石灰化が起こってきた

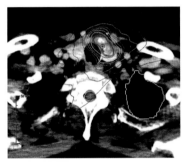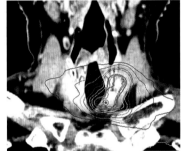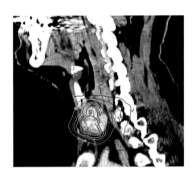

図4

CTの治療計画図。赤い線で囲まれた部分が甲状腺左葉の甲状腺乳頭がんを示す

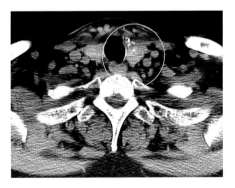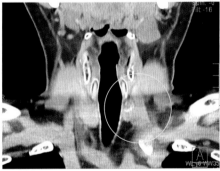

図5

治療時のCT。甲状腺左葉に淡い石灰化を伴った乳頭がんがみられる

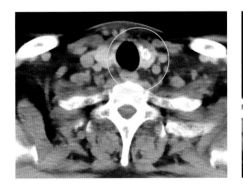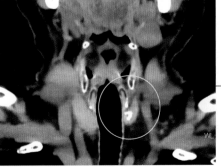

図6

治療6年後のCT。甲状腺左葉の乳頭がんは縮小し、石灰化が進んでいる様子がみられる

著者あとがき

　今回は、"サイバーナイフで治療する　甲状腺がんの転移性腫瘍"というタイトルで、定位放射線治療を実施してきた甲状腺がんの転移病変についてまとめてみました。

　1994年にスタンフォード大学で開始されたサイバーナイフ治療は、日本では健康保険での治療が2000年に頭蓋内脳病変、頭頸部病変について開始され、2008年より肺がんや肝がん、さらに前立腺がん、腎がん、膵がんへと治療適応が広がり、2020年4月より①頭蓋内の脳腫瘍、②頭蓋内の脳動静脈奇形、③頭頸部の腫瘍、④原発性の肺がん、⑤原発性の肝がん、⑥転移性の肺がん、⑦転移性の肝がん、⑧膵がん、⑨腎臓がん、⑩前立腺がん、⑪脊髄の動静脈奇形、⑫オリゴ転移（5個以内の転移性病変）、⑬転移性の脊椎腫瘍、と各種病変の治療に用いることが可能になりました。

　いずれの部位の病変についても定位放射線治療の原則はまったく変わることはなく、可能な限り病変を正確にとらえ、周辺の温存すべき重要な正常組織を守りつつ、画像でとらえているがん病変だけを丁寧に数回に分けて照射することにあります。さらに大事なことは、画像上で確認できないものは予防的に照射しない、すなわち、予防的な治療について配慮しないという原則を心掛けて治療を実行してきました。

　大学病院やがんの専門病院、各専門の治療科でのがん診断確定後に、望ましいと考えられる治療が高齢やリスクが高いなどの理由で実行できない、あるいは本人がどうしても手術や化学療法を受け入れられないなど、治療法に悩んでいる方々に配慮しながら、慎重に検討し、また各科の担当医のご協力をいただきつつ、サイバーナイフ治療を実施した現場でのありのままの実態を、読者の皆さまにわかりやすくお伝えすることに努めました。

　この場をお借りしまして、治療についてのご理解をいただき、たくさんの治療例の診療情報をいただいております多くの医療施設の治療スタッフの皆さまと先生方、またご支援をいただいております患者さま、ご家族の皆さまに心より感謝申し上げたいと存じます。今回も監修の労をいただきました理事長の渡邉一夫先生、そして変わりなく共著の栄をいただきました福島孝徳先生に、改めて感謝申し上げます。また今回は特殊な甲状腺がんをテーマにしましたので、この分野で著名な実績を示しておられます、東京・原宿の伊藤病院の杉野公則副院長に監修の労をお願いし快諾いただきました。感謝申し上げます。

　最後に、新百合ケ丘総合病院での9年間の診療において、毎日毎日、特段のご理解とご協力をいただいております当院各部署および、サイバーナイフセンターのスタッフの皆さまに、この場をお借りして心より感謝の意を表したいと思います。

2021年11月

新百合ケ丘総合病院放射線治療科　サイバーナイフ診療部部長

宮﨑紳一郎

監修者プロフィール

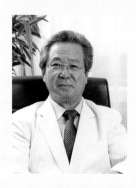

渡邉一夫
（わたなべ かずお）

1971年福島県立医科大学卒業。南東北病院脳神経外科病院院長、財団法人脳神経疾患研究所理事長、同南東北病院院長などを歴任し、現在、南東北グループ、一般財団法人脳神経疾患研究所付属総合南東北病院理事長・総長。

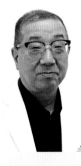

杉野公則
（すぎの きみのり）

1983年横浜市立大学医学部卒業。1985年横浜市立大学第1外科（現、外科治療学教室）入局。1989年伊藤病院勤務。1995年学位取得（横浜市立大学）。1998年伊藤病院外科部長。2003年より同病院副院長。
日本外科学会（専門医、指導医）。日本臨床外科学会。日本内分泌外科学会（評議員、専門医）。日本内分泌学会（評議員）。日本甲状腺学会（評議員）。

著者プロフィール

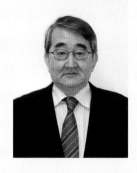

宮﨑紳一郎
（みやざき しんいちろう）

1978年順天堂大学医学部卒業。鍵穴手術を確立する時期の福島孝徳先生の三井記念病院で脳腫瘍、神経血管減圧術の治療にあたる。3人いる福島式顕微鏡手術免許皆伝の2人目。16年前より定位放射線治療に専従することを選択。2012年8月より新百合ケ丘総合病院放射線治療科サイバーナイフ診療部部長。2012年8月から2021年9月までの治療例は12,000例を超える。

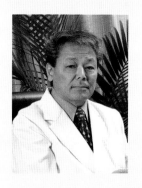

福島孝徳
（ふくしま たかのり）

1968年東京大学医学部卒業後、ドイツ・ベルリン自由大学（2年間）、米国メイヨー・クリニック（3年間）。その後、東京大学医学部附属病院脳神経外科助手、三井記念病院脳神経外科部長、南カルフォルニア大学医療センター脳神経外科教授、ペンシルバニア医科大学アルゲニー総合病院脳神経外科教授などを経て、現在はカロライナ頭蓋底手術センター所長、デューク大学脳神経外科教授。頭蓋底の鍵穴手術法を確立した第一人者。

サイバーナイフで治療する
甲状腺がんの転移性腫瘍
ピンポイント照射で腫瘍の制御・縮小を目指す

2021年12月10日　初版発行

監 修 者	渡邉一夫　杉野公則	
著　　　者	宮﨑紳一郎　福島孝徳	
発 行 者	楠 真一郎	
発　　　行	株式会社近代セールス社	

〒165-0026
東京都中野区新井2-10-11　ヤシマ1804ビル4階
電　話　03-6866-7586
ＦＡＸ　03-6866-7596

編 集 協 力	株式会社ビーケイシー
装丁・デザイン	樋口たまみ
取 材 協 力	新百合ケ丘総合病院／アキュレイ株式会社
DTP・イラスト	株式会社アド・ティーエフ
印 刷 ・ 製 本	株式会社木元省美堂

ⓒ2021 Shinichiro Miyazaki／Takanori Fukushima

本書の一部あるいは全部を無断で複写・複製あるいは転載することは、法律で定められた場合を除き著作権の侵害になります。

ISBN978-4-7650-2329-0